Der Einfluss auf das Resilienzerleben durch die Teilnahme an einer Selbsthilfegruppe

Aileen-Filiz Sayin

Der Einfluss auf das Resilienzerleben durch die Teilnahme an einer Selbsthilfegruppe

Am Beispiel von an Krebs erkrankten Frauen mit bösartigen Tumoren der weiblichen Genitalorgane inklusive Brustkrebs aus Salutogenetischer Perspektive

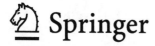
Springer

Aileen-Filiz Sayin
Münster, Deutschland

ISBN 978-3-658-36933-0   ISBN 978-3-658-36934-7   (eBook)
https://doi.org/10.1007/978-3-658-36934-7

Die Deutsche Nationalbibliothek verzeichnet diese Publikation in der Deutschen Nationalbibliografie; detaillierte bibliografische Daten sind im Internet über http://dnb.d-nb.de abrufbar.

Planung/Lektorat: Renate Scheddin
Springer ist ein Imprint der eingetragenen Gesellschaft Springer Fachmedien Wiesbaden GmbH und ist ein Teil von Springer Nature.
Die Anschrift der Gesellschaft ist: Abraham-Lincoln-Str. 46, 65189 Wiesbaden, Germany

„Ich erinnere mich an einen Spaziergang, sieben Tage nachdem mir meine rechte Brust entfernt worden war. Ich sah keine Gesichter mehr, nahm Frauen nicht mehr als ganze Person wahr. Alles, was ich sehen konnte, waren Brüste: große und kleine, junge und alte, alle möglichen Formen, die die Natur hervorzubringen weiß. In diesem Moment wurde mir klar, dass ich weitaus mehr auf diesem OP-Tisch zurückgelassen hatte als nur etwas Drüsengewebe und eine Brustwarze. Meine Weiblichkeit war mir vorerst in diesem Operationssaal abhandengekommen.“

Spielvogel, 2018, S. 19

Zusammenfassung

Hintergrund: Der Fokus der vorliegenden Studie ist, einflussreiche Faktoren im Umgang mit Brust- und Genitalkrebs bei Frauen zu erfassen. Das Ziel ist es, diesbezüglich den Nutzen und die Grenzen einer Selbsthilfegruppenteilnahme aufzuzeigen. Auf dieser Erkenntnisgrundlage sollen Optimierungsfaktoren für die Versorgung Betroffener abgeleitet werden. Fragestellung: Diesbezüglich wird der Einfluss der Selbsthilfegruppenteilnahme auf den Kohärenzsinn und das Resilienzerleben rekonstruiert. In diesem Rahmen wird zusätzlich analysiert, wie die befragten Frauen den Einfluss auf ihre weibliche Identität erleben. Methodik: Zur Erhebung wurde eine methodische Kombination aus einem problemzentrierten Interview mit biographischen Elementen angewandt. Die Auswertung erfolgte induktiv mittels Qualitativer Inhaltsanalyse. Ergebnisse: Die Ergebnisse weisen darauf hin, dass die Arzt-Patientinnen Kommunikation durch die Intimität gehemmt wird und sich schwächend auf die Resilienz auswirkt. Der zentrale Nutzen der Selbsthilfegruppe ist die Stärkung der Verstehbarkeit und Offenheit durch Gleichbetroffenheit. Dieser Nutzen hängt stark von der Schnittmenge in den diagnosebedingten körperlichen Einschränkungen ab. Insgesamt wird der Bedarf an Selbsthilfegruppen zur weiblichen Identität und Sexualität bei Brust- und Genitalkrebs mit Klinikanbindung geäußert.

Schlüsselwörter: Salutogenese, Kohärenzsinn, Resilienz, Selbsthilfegruppe, Brustkrebs, Krebs der weiblichen Genitalorgane, weibliche Identität

Abstract

Background: The focus of this study is to capture factors that influence how women who have been diagnosed with breast cancer and cancer of genital organs handle their diagnosis. Therefore, it depicts the benefits and limits of participating in a self-help group. Based on these findings, improvement potential for the care of affected women is derived. Question: The study reconstructs the impact of self-help group participation on the sense of coherence and experience of resilience. In this framework, it is additionally analyzed how the women questioned experience the impact on their female identity. Methods: The survey combines problem-centered interviews with biographical elements. The evaluation consists of an inductive qualitative content analysis. Results: The results show that the factor of intimacy inhibits doctor-patient communication and thus has a negative influence on resilience. The central benefits of self-help groups is the reinforcement of comprehensibility and openness from patients affected by the same treatments; however, these strongly depend on the grade to which physical restrictions overlap among participants. Generally, there is a demand for self-help groups and addressing female identity and sexuality in breast and genital cancer that are affiliated with clinics.

Keywords: Salutogenesis, sense of coherence, resilience, self-help group, breast cancer, cancer of female genital organs, female identity

Inhaltsverzeichnis

Abbildungsverzeichnis

Einleitung

1

Vorstellung der Thematik

Brustkrebspatientinnen mit einem niedrigeren Stressempfinden und einer adäquateren Stressverarbeitung verfügen über ein hohes Kohärenzgefühl (vgl. Schenderlein et al., 2005, S. 48). Es zeigt sich außerdem, dass „SelbsthilfegruppenteilnehmerInnen über ein deutlich höheres Spektrum an Bewältigungsstrategien verfügen. Auch der Kohärenzsinn ist bei den Teilnehmenden deutlich ausgeprägter." (Mosimann, 2019, S. 2) Dem liegt im Konkreten zugrunde, „dass Menschen mit einem hohen Empfinden von Kohärenz (SOC) besser in der Lage sind, generalisierte Widerstandsressourcen zur Bewältigung von Stresssituationen für sich zu nutzen und sich deshalb auf dem Gesundheits-Krankheits-Kontinuum eher in Richtung Gesundheit entwickeln." (Blättner, 2007, S. 67–73) Resilienz ist, auf dieser Grundannahme aufbauend, „die Fähigkeit, sich selbst wieder ins innere Gleichgewicht zu bringen und es auch zu halten. Resiliente Menschen gehen gestärkt aus den von ihnen individuell empfundenen „Krisensituationen" heraus. Wer im Besitz von Resilienz ist, dem ist es möglich, sich selbst aus eigener Kraft oder mit therapeutischer Hilfe aus eben dieser Krise zu befreien." (Leuthner, 2011, S. 41)

Doch wie ist es möglich, die eigene Resilienz in dieser kritischen Lebenserfahrung zu stärken?

Dem „Wie" dieser Frage widmet sich die vorliegende qualitative Querschnittstudie. Sie erfasst den Einfluss auf das Resilienzerleben von an Krebs erkrankten Frauen durch die Teilnahme an einer Selbsthilfegruppe aus Salutogenetischer Perspektive. Die Diagnosen umfassen dabei bösartige Tumore der weiblichen Brust und Genitalorgane.

© Der/die Autor(en), exklusiv lizenziert durch Springer Fachmedien Wiesbaden GmbH, ein Teil von Springer Nature 2022
A.-F. Sayin, *Der Einfluss auf das Resilienzerleben durch die Teilnahme an einer Selbsthilfegruppe*, https://doi.org/10.1007/978-3-658-36934-7_1

Ziel, Interesse, Relevanz und Nutzen der Forschungsarbeit
Das Ziel dieser Forschungsarbeit ist es zu erfassen, wie an Brust- und Genitalkrebs erkrankte Frauen mit ihrer traumatischen Lebenssituation umgehen. Dabei
steht ihr Resilienzerleben im Fokus, also die Frage was in dieser Krise wie hilft,
um möglichst konstruktiv zu agieren und unter allen Belastungen sowie Veränderungen zurück ins Leben zu finden. Das primäre Forschungsziel ist es, den
Zusammenhang dieses Umganges in Abhängigkeit von der Teilnahme an einer
Selbsthilfegruppe zu erfassen. Am Ende sollen die Faktoren, die Einfluss auf den
Umgang aus Adressatinnenperspektive haben, dargestellt werden. Ein weiterführendes inhaltliches Bestreben ist es, das benannte Forschungsziel auch thematisch
auf die weibliche Identität zu beziehen, da diese aufgrund der Körperregionen
der Diagnosen mitbeeinflusst werden kann. Darüber hinaus ist es auch von Interesse, Erkenntnisse für die involvierten Disziplinen herauszufiltern. So kann im
Sinne der Transdisziplinarität[1] ein potentieller Synergieeffekt geschaffen werden,
um die Versorgung möglichst nah an den Bedarfen betroffener Frauen zu orientieren. Insgesamt werden die Bestrebungen aus der Adressatinnenperspektive
beantwortet und mit genau diesem Blick wird das Forschungsfeld begangen.

Die Relevanz für die Praxis der Sozialen Arbeiten ist die Schaffung einer
Grundlage, an der sich psychosozial und psychoonkologisch beratende Prakti-
kerInnen in ihrem Berufsalltag orientieren können, um den Bedarf betroffener
Frauen möglichst treffsicher zu decken, indem dieser Betroffenengruppe eine
Stimme verliehen wird. Außerdem könnten spezifischere Bedarfsermittlungen
durch Selbsthilfe-Kontaktstellen in Zusammenarbeit mit ansässigen Kliniken
durchgeführt und das Angebot an Selbsthilfegruppen erweitert werden. Weiter-
gedacht könnten sich auf dieser Ebene aufgrund der Seltenheit der Diagnosen
Vulva- und Vaginalkarzinom, auch überregionale Online-Selbsthilfegruppen bilden. Aus Gesundheitsmanagement-Perspektive betrachtet, ergebe sich dadurch
auch ein wirtschaftlicher Nutzen für das Gesundheitssystem, indem bestehende
Ressourcen und Potentiale effizienter genutzt würden (vgl. Keup, 2008, S. 8).
Ein weiterer Benefit könnte perspektivisch mit weiterer Anschlussforschung in
eine fundierte Grundlage münden, welche einen direkten gesundheitsförderlichen Zusammenhang für Zuschussverhandlungen der Selbsthilfeförderung durch
Krankenkassen, Bund und Länder zeigt.

---

[1] Die Herausforderung in diesem Forschungskontext ist es, eine Schnittstelle aus drei Disziplinen auf eine konstruktive Ebene zu heben und den Kompetenzrahmen der Autorin als
Sozialarbeiterin dabei zu wahren. Die theoretische Bezugnahme hinsichtlich transdiszipli-
närer Konstrukte ist eine angemessene Erweiterung, die in Anschlussforschungen als Benefit
im Perspektivrahmen zum Tragen kommen kann.

Verwendete Methodik

Der unter Abschnitt 2.1 folgende Forschungsstand zeigt einen positiven Zusammenhang zwischen der Teilnahme an einer Selbsthilfegruppe und dem Gesundheitszustand der Gruppenmitglieder. Selbiges gilt für die Konstrukte Salutogenese und Resilienz in Verbindung mit Gesundheit. Jedoch existiert bisher keine Untersuchung, die diese Größen mit der gynäkologischen Onkologie und Selbsthilfegruppen in Verbindung bringt. Die bisherigen Forschungsergebnisse wurden außerdem überwiegend quantitativ erhoben. In diesem Forschungsvorhaben ist jedoch das Erfassen des subjektiven Erlebens zentral, um den Bedarf der Adressatinnen möglichst nah daraus abzuleiten. Diesbezüglich wird eine Methodenkombination aus einem problemzentrierten und einem biographisch-narrativen Interview angewandt. So kann besonders durch die Narration der subjektive Sinn rekonstruiert werden. Die Erhebungsmethode basiert auf Witzel (2000), Rieman (2003) und Schütze (2021). Als Perspektivrahmen wird außerdem die dokumentarische Methode nach Bohnsack (1998, 2008, 2013, 2014) inkludiert. Ausgewertet wird induktiv mit der Qualitativen Inhaltsanalyse nach Mayring (2015), da sie kompatibel mit dieser methodischen Kombination ist und dadurch auch den emotionalen Anteil des Gesagten erfasst.

Aufbau der Masterarbeit

Im Folgenden werden zunächst der Forschungsstand und die Forschungsfrage dargestellt. Darauf folgt in Kapitel 3 die theoretische Rahmung. Diese umfasst die Erläuterung und Darstellung der psychologischen Konzepte Salutogenese und Resilienz. Außerdem wird auf Erscheinungsformen und strukturelle Anbindungen von Selbsthilfegruppen eingegangen. Zuletzt werden die hier thematisierten Krebsdiagnosen dargestellt und anschließend auf deren Auswirkungen bezüglich der weiblichen Identität und Sexualität skizziert. Gerahmt werden die einzelnen theoretischen Schwerpunkte durch inhaltliche Bezugnahme zur Salutogenese als heuristischer Perspektivrahmen. In einem Zwischenfazit in Kapitel 4 wird das Verhältnis von Salutogenese und Resilienz vorgestellt, sowie erkenntnistheoretisch relevante Aspekte, als Betrachtungsrahmen für die folgenden Kapitel. Das Methodendesign, welches durch seine Methodenkombination zur Beantwortung der Forschungsfrage optimal geeignet ist, wird in Kapitel 5 erläutert. Kapitel 6 und 7 zeigen die Ergebnisse und Diskussionen diesbezüglich. Kapitel 8 beinhaltet das Fazit samt Ausblick.

Forschungsstand

2

Zum Stand der Forschung lässt sich sagen, dass bereits zahlreiche Untersuchungen zu den Begriffen Salutogenese, Resilienz, Krebs der weiblichen Brust und Genitalorgane und Selbsthilfe durchgeführt wurden. Diese Schwerpunkte wurden isoliert untersucht und zum Teil auch dyadisch in einen Zusammenhang gesetzt. Dabei zeigen alle bisherigen Untersuchungen einen positiven Einfluss dieser Größen auf die menschliche Gesundheit. Durch die enorme Vielzahl an Forschungsergebnissen dreier Disziplinen Soziale Arbeit, Psychologie und Medizin, ergibt sich jedoch die Herausforderung, nur die relevanten Forschungserkenntnisse, die für die spätere Fokussierung der Schnittmengen von Nöten sind, abzugrenzen. Dieser Versuch wird im Folgenden und in Kapitel 3 gewagt.

Salutogenese

Das Konzept der Salutogenese geht auf den Medizinsoziologen Aaron Antonovsky zurück und befasst sich mit der Entstehung und dem Erhalt von Gesundheit. Antonovskys Ausführungen sind als zentrale Basis für die Forschungsarbeit anzusehen. Die Grundlage war vor allem das von ihm 1979 veröffentlichte Buch „Health, Stress and Coping". Schenderlein, Ketterer und Rauchfuß haben 2005 auf der 34. Jahrestagung der Deutschen Gesellschaft für Psychosomatische Frauenheilkunde und Geburtshilfe die Ergebnisse einer Untersuchung zum positiven Zusammenhang von Kohärenzsinn und Stressempfinden/-verarbeitung bei Patientinnen mit Mammakarzinom präsentiert.

Resilienz

Der Begriff Resilienz beziehungsweise Widerstandskraft wurde von Emmy Werner, als eine der Ersten 1955 in einer Längsschnittstudie untersucht. Seit den 1990er Jahren wurde der Forschungsschwerpunkt um die Frage, was Menschen trotz widriger Umstände gesund hält, erweitert (vgl. Bengel/Lyssenko, 2012,

A.-F. Sayin, *Der Einfluss auf das Resilienzerleben durch die Teilnahme an einer Selbsthilfegruppe*, https://doi.org/10.1007/978-3-658-36934-7_2

S. 7). Welche resilienzfördernden Schutzfaktoren im Erwachsenenalter existieren, wird von Bengel und Lyssenko 2012 über die Bundeszentrale für gesundheitliche Aufklärung in einem einhundert Seiten langen Stand der Forschung dargestellt.

Die Resilienzentwicklung durch Selbsthilfe und der damit verbundene Nutzen für die Gesundheitsentstehung wird von Keup 2008 im Rahmen einer Diplomarbeit bestätigt.

Besonders relevant für diese Forschungsarbeit ist eine Metaanalyse durchgeführt von Färber und Rosendahl, die den positiven Zusammenhang von Resilienz und psychischer Gesundheit bei körperlichen Erkrankungen darstellt. Die Relevanz zeichnet sich hierbei durch den funktionellen Nutzen aus, dass diese Arbeit zeitlich aktuell aus dem Jahr 2018 ist und 55 internationale Studien einbezieht, die für das Forschungsinteresse von zentraler Bedeutung sind. Weiterführend haben die Forscherinnen im darauffolgenden Jahr aus der benannten Metaanalyse einen Bezug zu gynäkologischen Erkrankungen hergestellt. Auch diese thematische Konzentration auf fünf Studien, bewies das positive Ergebnis. Ludolph, Kunzler, Stoffers-Winterling, Helmreich und Lieb haben 2019 eine Übersichtsarbeit auf Grundlage von 22 Studien verfasst, welche resilienzfördernde Interventionen bei PatientInnen mit Krebs darstellen.

Selbsthilfe

In den 70er Jahren wurden in den USA die ersten wissenschaftlichen Arbeiten zu Selbsthilfegruppen veröffentlicht. Der Psychoanalytiker Michael Lukas Moeller gilt im deutschsprachigen Raum als Vorreiter in der Selbsthilfeforschung und veröffentlichte 1978 sein Werk „Selbsthilfegruppen", in dem er die Wirkungen von Selbsthilfegruppen analysiert und deren Nutzen für das Gesundheitssystem aufzeigt. Die Untersuchungen des Medizinsoziologen Borgetto von 2004 und 2007 zeigen die Wirkungen und den Nutzen von Selbsthilfegruppen sowie deren positiven Einfluss auf gesundheitsbezogene Faktoren.

2018 wurde das SHILD Projekt in Deutschland durchgeführt. Die vom Bundesministerium für Gesundheit geförderte Studie erfasste über fünf Jahre den Stand der gesundheitsbezogenen Selbsthilfe in Deutschland. Dabei haben 87–91 % der Befragten die Aussagen getroffen, dass durch die Teilnahme soziale Isolation reduziert wird, Betroffene einen erleichterten Informationszugang zum Umgang mit der Erkrankung oder Problematik erhalten und neue Mitglieder Halt und Zuversicht erlangen. Auch die Betroffenenkompetenz zur Selbstbehauptung im Kontakt zu ÄrztInnen, TherapeutInnen und Krankenkassen wird als positiv beeinflusst wahrgenommen (vgl. Kofahl/Schulz-Nieswant/Dierks, 2016, S. 186).

Eine Masterthesis von Angela Mosimann aus dem Jahr 2019 untersuchte die Konstrukte Stressbewältigung und Salutogenese in Selbsthilfegruppen. Jedoch bezog sich ihr Forschungsvorhaben auf Angehörige von AlkoholikerInnen.

Weibliche Identität

Die körperlichen Veränderungen durch Krebserkrankungen bei Frauen und die daraus resultierenden psychischen Auswirkungen wurden in der CAWAC-Studie erhoben (vgl. Kaufmann/Ernst, 2000, S. 3191–3196). Diese befasste sich übergeordnet mit dem, was Frauen mit Krebs erfahren, empfinden, wissen und vermissen. Die psychischen Auswirkungen durch krebsbedingte Infertilität wurden 2005 von Wenzel et al. in einer Studie zu „Defining and measuring reproductive concerns of female cancer survivors" erfasst. Die Auswirkungen auf den sexuellen Selbstwert und die Libido wurden von Krychman und Katz 2012 unter dem Titel „Breast Cancer and Sexuality: Multi-modal Treatment Options (CME)" untersucht.

Die Mehrheit aller Studien, die Schnittmengen mit der weiblichen Identität haben, beschränken sich auf Brustkrebs.

Herleitung der Forschungsfrage

Der zuvor dargestellte Forschungsstand zeigt einen positiven Zusammenhang zwischen der Teilnahme an einer Selbsthilfegruppe und dem Gesundheitszustand der Gruppenmitglieder. Dasselbe gilt für die Konstrukte Salutogenese und Resilienz in Verbindung mit Gesundheit. Auch der negative Einfluss auf die weibliche Identität durch medizinische Eingriffe aufgrund der gynäkologischen Krebserkrankungen wurde erwiesen. Jedoch existiert bisher trotz umfangreicher Forschung keine Erhebung, die diese Größen auf einer transdisziplinären Ebene und in qualitativer Weise in Verbindung bringt. Die daraus abgeleitete explorative Forschungsfrage lautet demnach: **Wie erleben Frauen mit bösartigen Tumoren der weiblichen Brust und Genitalorgane den Einfluss auf ihr Resilienzerleben durch die Teilnahme an einer Selbsthilfegruppe?**[1]

---

[1] Anzumerken ist an dieser Stelle, dass im Sinne der Adressatinnenperspektive (siehe Kapitel 1) absichtlich auf medizinische Fachtermini verzichtet und auf Betroffenensprache zurückgegriffen wird. In Bezug auf die theoretischen Erkenntnisse aus Psychologie und Medizin wird dementsprechend die Wortwahl übernommen.

Theoretische Rahmung

3

Im folgenden Kapitel werden die grundlegenden inhaltlichen Aspekte dieser Forschungsarbeit, also Salutogenese, Resilienz, Selbsthilfegruppen, Krebs, weibliche Identität und Sexualität, theoriebasiert definiert und erläutert.

3.1 Salutogenese

Was hält den Menschen gesund? Mit dieser Frage hat sich der Medizinsoziologe Aaron Antonovsky (1923–1994) beschäftigt und das Konzept der Salutogenese (lat. salus = gesund, Genese = Entstehung) entwickelt. Dem zugrunde liegt ein Paradigmenwechsel von der zuvor primären Perspektive auf Krankheit (Pathogenese) in Richtung Gesundheit (Salutogenese). Im Zentrum steht die Frage, weshalb manche Menschen Belastungssituationen gesund standhalten können und andere weniger. Krankheit versteht sich dabei als eine Verarbeitungsmöglichkeit im Umgang mit herausfordernden Lebenssituationen. Im Gegenzug ist Gesundheit das Ergebnis einer proaktiven Auseinandersetzung des Menschen mit den inneren Bedürfnissen und den äußeren Anforderungen. Nach Antonovsky ist jeder Mensch konstant Stressoren ausgesetzt, bei denen es im Umgang große Unterschiede geben kann (vgl. Lorenz, 2016, S. 31).

Gesundheits-Krankheits-Kontinuum
Bei dem Gesundheits-Krankheits-Kontinuum nach Antonovsky handelt es sich um ein Konstrukt mit dem Pol Gesundheit und körperliches Wohlbefinden und dem Gegenpol Krankheit und körperliches Missempfinden. Dabei ist keine absolute Einordnung möglich, denn „Wir sind alle terminale Fälle. Aber solange wir einen Atemzug Leben in uns haben, sind wir alle bis zu einem gewissen Grad gesund" (Antonovsky, 1989, S. 53). Die Frage richtet sich hierbei viel mehr auf

A.-F. Sayin, *Der Einfluss auf das Resilienzerleben durch die Teilnahme an einer Selbsthilfegruppe*, https://doi.org/10.1007/978-3-658-36934-7_3

die Nähe zu den Endpunkten des Kontinuums. Die Salutogenetische Perspektive versteht sich dabei als unverzichtbare Ergänzung zur pathogenetisch orientierten Sicht der Medizinforschung und nicht als Konkurrenz (vgl. Bengel/Lyssenko, 2012, S. 15).

Kohärenzsinn

Der Kohärenzsinn wird von Antonovsky wie folgt definiert: „[E]ine globale Orientierung, die das Ausmaß ausdrückt, in dem jemand ein durchdringendes, überdauerndes und dennoch dynamisches Gefühl des Vertrauens hat, dass erstens die Anforderungen aus der inneren oder äußeren Erfahrenswelt im Verlauf des Lebens strukturiert, vorhersagbar und erklärbar sind und dass zweitens die Ressourcen verfügbar sind, die nötig sind, um den Anforderungen gerecht zu werden. Und drittens, dass diese Anforderungen Herausforderungen sind, die Investitionen und Engagement verdienen." (Antonovsky, 1993a, S. 12, Übersetzung durch Franke und Broda)

Aaron Antonovsky hat ein Messinstrument für die Gesundheit, den „sense of coherence" oder SOC (zu Deutsch Kohärenzsinn) entwickelt. Unter dem Kohärenzsinn versteht sich die sinnliche Wahrnehmung in Verbindung mit unserem Denken, Fühlen und individuellen Thematiken der Lebensorientierung (vgl. Lorenz, 2016, S. 36). Ist dieser stärker ausgeprägt, kann der Mensch seine Ressourcen leichter aktivieren und resistenter auf Stressoren und Spannungszustände reagieren. Der Kohärenzsinn entscheidet demnach, an welcher Stelle sich ein Mensch auf dem Gesundheits- Krankheits-Kontinuum einordnet (vgl. Mittelmark/Bauer, 2017, S. 7). Die Faktoren Konsistenz, eine Balance von Beschäftigungsaktivitäten und die Möglichkeit bei Entscheidungen einen Einfluss auf den Lebensweg nehmen zu können sind besonders relevant, wenn es darum geht, einen starken Kohärenzsinn zu besitzen (vgl. Antonovsky, 1991, zitiert nach Sagy/Antonovsky, 2000, S. 256). Von hoher Bedeutung sind an dieser Stelle außerdem die Verstehbarkeit (comprehensibility), die Handhabbarkeit (manageability) und die Sinnhaftigkeit (meaningfulness), welche im Folgenden näher erläutert werden.

Verstehbarkeit (comprehensibility)

Reize, die von der äußeren und inneren Umgebung des Lebens auf das Individuum einwirken, sind strukturiert, vorhersehbar und erklärbar. Sie lassen sich einordnen, klären und vermitteln Informationen (vgl. Noack, 2014, S. 28). Ist die Verstehbarkeit schwächer ausgeprägt so wirken Lebensereignisse willkürlich, chaotisch und unerklärlich auf den Menschen. Verstehbarkeit entsteht nach Antonovsky durch Erfahrungen, in denen man erlebt, dass man die Geschehnisse im Leben einschätzen und erklären kann (vgl. Schneidereit/Mauth, 2015, S. 56).

Handhabbarkeit (manageability)
Unter Handhabbarkeit versteht sich, dass der Mensch darauf vertrauen kann, genügend Ressourcen (Schutzfaktoren) akquirieren zu können und nach eigenen Maximen treffsicher die adäquatesten auszuwählen, um Stressoren entschärfend zu begegnen (vgl. Noack, 2014, S. 28). Im Mittelpunkt steht hierbei das Gefühl, handlungsfähig und nicht ohnmächtig einer Situation ausgeliefert zu sein. Sollte dabei das Gefühl aufkommen, nicht über genügend Ressourcen zu verfügen, um eine herausfordernde Situation zu meistern, kann dieser Mangel durch Familie, Freunde, eine Selbsthilfegruppe oder ein professionelles Unterstützungssystem zum Teil aufgefangen werden. Wichtig ist die Überzeugung zu haben, dass auch Herausforderungen gemeistert und beeinflusst werden können (vgl. Schneidereit-Mauth, 2015, S. 56).

Sinnhaftigkeit (meaningfulness)
Die Sinnhaftigkeit ist die wichtigste Komponente des Kohärenzsinnes. Hierbei handelt es sich um das Gefühl, dass es lohnend ist, auftretende Probleme im Leben in Angriff zu nehmen. Die Anforderung wird als Herausforderung wahrgenommen, für die sich Engagement von innen und außen auszahlt. Dabei werden die angenehmen und die unangenehmen Lebenssituationen als emotional sinnvoll eingeschätzt. Daraus leitet sich eine Form der Motivation ab, sich mit diesen Situationen auseinanderzusetzen (vgl. Noack, 2014. S. 28; vgl. Antonovsky, 1991, S. 127).

Zusammenfassend lässt sich sagen, dass besonders schwere Situationen sich leichter ertragen lassen, wenn sie mit einem Sinn oder Ziel dahinter betrachtet werden können (vgl. Schneidereit-Mauth, 2015, S. 56). Der Kohärenzsinn ist also keine partielle Bewältigungsstrategie, sondern eine generelle kognitive sowie affektiv-moralische Grundhaltung in Bezug auf die Weltanschauung und das eigene Leben (vgl. Antonovsky, 1993b, S. 972).

Generalisierte Widerstandsressourcen
Die Verfügbarkeit von „generalisierten Widerstandsressourcen" (Antonovsky, 1993a, S. 3–14) bestimmt nach Antonovsky maßgebend, ob der Kohärenzsinn stark oder schwach ausgeprägt ist und steht in Abhängigkeit zu gesellschaftlichen Gegebenheiten. Dazu zählt nach Antonovsky eine Bandbreite an Aspekten,

die die Bewältigung von Spannungszuständen durch alle Arten von Stressoren erleichtern und somit die Protektion von Gesundheit unterstützen. Darunter fallen individuelle Faktoren, wie beispielsweise körperliche Fitness, Intelligenz und Copingstrategien. Aber auch kulturelle und soziale Fähigkeiten sowie Möglichkeiten, wie beispielsweise soziale Unterstützung, Religion, finanzielle Möglichkeiten und kulturelle Stabilität, um Stressoren möglichst konstruktiv zu begegnen (vgl. Bengel/Lyssenko, 2012, S. 17), zählen dazu. Je häufiger ein Mensch wiederholte konsistente Erfahrungen macht und dazu die nötigen generalisierten Widerstandsressourcen besitzt, desto positiver wirkt sich dies auf das eigene Ausbalancieren von Unter- und Überforderungen durch Einflussnahme aus und verstärkt somit den Kohärenzsinn (vgl. Antonovsky, 1989, S. 51–57).

Stressoren

Nach Antonovsky lassen sich Stressoren „als eine von innen oder außen kommende Anforderung an den Organismus, die sein Gleichgewicht stört und die zur Wiederherstellung des Gleichgewichtes eine nicht-automatische und nicht unmittelbar verfügbare, energieverbrauchende Handlung erfordert" (Antonovsky, 1979, S. 72), definieren.

Potentiell stresserzeugende Reize können den menschlichen Organismus belasten, müssen es aber nicht zwangsläufig. Außerdem müssen als negativ erlebte Stressreaktionen, die durch Stressoren ausgelöst werden, nicht gleich zu Krankheiten führen. Diese fatale Ereigniskette entsteht erst, wenn ein potentiell stresserzeugender Reiz mit Schadstoffen oder bestehenden körperlichen Schwachstellen in Kombination tritt. Potentiell stressauslösende Reize, sind beim Eintreffen zunächst neutral. Zu Stressoren werden sie erst, wenn Stressreaktionen ausgelöst werden. Dabei ist anzumerken, dass die Auswirkungen von Person zu Person individuell und somit sehr unterschiedlich wahrgenommen werden können. Auch Stressreaktionen sind nach Antonovsky ein zunächst neutraler Begriff. Der Mensch ist erst „unerträglich ratlos", was einen physiologischen Spannungszustand zur Folge hat. Der Organismus muss nun den Stressor so bearbeiten, dass der Spannungszustand gelöst wird. Schafft es der Organismus positiv damit umzugehen, nimmt er keinen Schaden. Die Schädlichkeit einer Stressreaktion ausgelöst durch einen Stressor hängt maßgeblich von dem individuellen Bewertungsraster und den persönlichen Widerstandsressourcen ab (vgl. Bengel/Strittmatter/Willmann, 2001, S. 144–145).

Weiterführend zeigt Abbildung (3.1) zusammenfassend die vereinfachte Darstellung des Modells der Salutogenese nach Antonovsky (Bengel/Lyssenko, 2012, S. 19)

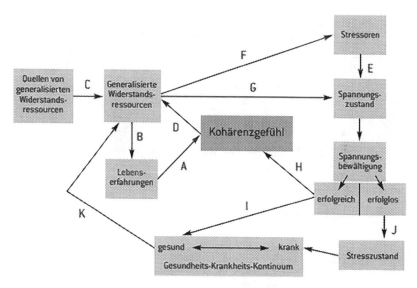

Abbildung 3.1 Vereinfachte Darstellung des Modells der Salutogenese. (nach Antonovsky)

3.1.1 Kohärenzgefühl bei Patientinnen mit Mammakarzinom

Schenderlein et al. (2005, S. 48) haben eine Studie zur Frage nach Unterschieden im Stressempfinden und in der Stressverarbeitung bei Brustkrebspatientinnen in Abhängigkeit vom Kohärenzgefühl[1] durchgeführt. Die Ergebnisse werden im Folgenden dargestellt.

Nach der Konfrontation und Auseinandersetzung mit einer lebensbedrohlichen Diagnose sind Frauen mit Brustkrebs von Veränderungen ihrer weiblichen Identität, ihrem Selbstwertgefühl und ihrer Sexualität betroffen. Wie Betroffene psychisch auf die schwere Diagnose reagieren, hängt vom Tumorstadium, der notwendigen Therapie, deren Auswirkungen, der Persönlichkeitsstruktur, den Vorerfahrungen mit Krebsdiagnosen und verfügbaren psychosozialen Unterstützungsmöglichkeiten ab. Viele Untersuchungen zeigen Zusammenhänge zwischen

---

[1] Da die Autoren den Begriff *Kohärenzgefühl* verwenden, wird dieser in diesem Kapitel auch übernommen. Im weiteren Verlauf wird jedoch der Begriff *Kohärenzsinn* als direkte Übersetzung des Sense of Coherence beibehalten.

psychischer und physischer Gesundheit in Abhängigkeit von Antonovskys Kohärenzgefühl auf. Es wurden 100 Patientinnen mit der Diagnose Mammakarzinom ein bis zwei Tage nach der Operation mithilfe des SVF, des PSQ und des SOC 9 nach Stressverarbeitung, Stressempfinden und Kohärenzgefühl befragt. Zusätzlich wurden weitere soziodemographische Daten (Alter, Familienstand, Ausbildungsstand, berufliche Qualifikation, OP-Techniken (brusterhaltende Therapie/Ablatio) und Koerkrankungen) abgefragt. Die Resultate lassen ein niedrigeres Stressempfinden und eine adäquatere Stressverarbeitung bei Patientinnen mit einem hohen Kohärenzgefühl erwarten. Außerdem kann die Erfassung des Kohärenzgefühls als Parameter für psychische Belastbarkeit und demnach als Hinweis auf psychische Begleit- und Folgeerkrankungen einer Krebsdiagnose anerkannt werden. Für diese Studie ist der Hinweis, dass gefährdete Frauen einen höheren Bedarf an psychosozialen Unterstützungsmöglichkeiten haben, von Relevanz.

3.1.2 Salutogenese und Gesundheitsbezogene Selbsthilfe

Rosenbrock (2015, S. 172 f.), Vorsitzender des Paritätischen Wohlfahrtsverbandes – Gesamtverbandes, unterteilt den Nutzen gesundheitsbezogener Selbsthilfe im deutschen Gesundheitssystem in ökonomischen, zivilgesellschaftlichen und gesundheitlichen Nutzen. Im Folgenden wird sich auf letzteren bezogen.

Gelungene Selbsthilfe ist eine Form der Gesundheitsförderung. „Die heute im Bereich von Public Health international vertretenen Gesundheitskonzepte gehen von der im Grunde nahezu trivialen Erkenntnis aus, dass die Größe von Erkrankungsrisiken oder die Qualität der Krankheitsbewältigung nicht nur von der Größe der Belastungen und Zumutungen oder vom Schweregrad der Krankheit abhängen, sondern auch (und manchmal am stärksten) vom Ausmaß der Bewältigungsressourcen der Betroffenen. Neben materieller und medizinischer Versorgung sowie sozialer Unterstützung erweisen sich in solchen Forschungen immer wieder vier psychosoziale Ressourcen als besonders wirksam für die Qualität und den Erfolg der Bewältigung: Selbstwertgefühl, Selbstwirksamkeitserleben, Eingebundenheit in soziale Netze zur gegenseitigen Unterstützung sowie Entscheidungsteilhabe, Partizipation. Das bekannteste Konzept hierzu hat der 1994 verstorbene Sozialepidemiologe Aaron Antonovsky vorgelegt: die Salutogenese. Danach sind Menschen umso gesünder und bewältigen Krankheiten desto besser, je stärker sie über das Gefühl verfügen, sich in einer verstehbaren und beeinflussbaren Welt zu bewegen (comprehensibility), in der sie mit Aussicht auf Erfolg Wirkungen erzielen können (manageability), die mit ihren eigenen Interessen und Zielen übereinstimmen (meaningfulness). Diesem Welterleben (sense of coherence) schreibt Antonovsky salutogenetische, das heißt gesundheitsstiftende Wirkung zu, und zwar nicht bezogen auf nur eine Krankheit, sondern als eine Art unspezifischer Schutzfaktor."

Aus diesem Statement lässt sich eine Legitimationsgrundlage zur Anschlussfähigkeit der Salutogenese auf operativer Ebene von Selbsthilfegruppen ableiten. Denn auf genau dieser Ebene wird die Stärkung der psychosozialen Bewältigungsressourcen der Teilnehmenden realisiert. Ein besonderes Augenmerk gilt dabei dem bereits in Abschnitt 3.1.1 erwähnten Einfluss auf den Selbstwert betroffener Frauen. Auch in den folgenden Ausführungen dieser Arbeit wird der Einfluss auf den Selbstwert immer wieder thematisiert.

3.2 Resilienz

„Fällt man zu Boden so liegt die Entscheidung wieder aufzustehen bei einem selbst." (o. V.)

Der Begriff Resilienz drückt die psychische Widerstandsfähigkeit einer Person aus und zeichnet sich durch eine flexible Anpassungsfähigkeit, Reflexionsgabe und soziale Kompetenzen aus (vgl. Gawlytta/Rosendahl, 2015, S. 212–214). Dabei stehen die Aufrechterhaltung und zügige Wiederherstellung der psychischen Stabilität während oder nach stresserzeugenden Lebensereignissen im Fokus (vgl. Kalisch et al., 2017, S. 784–790). Resilienz ist weitergehend das Ergebnis eines dynamischen und trainierbaren Lernprozesses, in dem das psychische Adaptieren an Stressoren ausgeübt wird (vgl. Kalisch et al., 2015, e106/vgl. Hu et al., 2015, S. 18–27/vgl. Masten et al., 2001, S. 227–238, zitiert nach vgl. Ludolph et al., 2019, S. 865). Positive Einflussfaktoren bezüglich des intraindividuellen Resilienzpotentiales sind beispielsweise Selbstwertgefühl, realistischer Optimismus und kognitive Flexibilität (vgl. Bonanno et al., 2013, S. 378–401). Neue Einstellungen und Ansichten, neu gewonnene Stärken und Kompetenzen, die partielle Immunisierung gegenüber den Auswirkungen künftiger Stressoren und epigenetische Modifikationen können als potentielles Output dieses Prozesses gesehen werden (vgl. Kalisch et al., 2017, S. 784–790).

3.2.1 Begriffsdifferenzierung und Historie

Aus definitorischer Perspektive der Psychologie lässt sich Resilienz als Widerstandskraft im Sinne der Persönlichkeitseigenschaft oder als dynamischer Prozess differenzieren (vgl. Herrman et al., 2011, S. 258–265). Diese Differenzierung spiegelt die zwei relevanten Forschungslinien der psychologischen Resilienzforschung wider. Dazu zählt zum einen die Persönlichkeitspsychologie und zum

anderen die Entwicklungspsychologie (vgl. Leppert/Richter/Strauß, 2013, S. 52–
55). Das Resilienzkonstrukt als Persönlichkeitsmerkmal wird überwiegend in der
Literatur im Erwachsenenalter thematisiert (vgl. Bengel/Lyssenko, 2012, S. 7).
Dabei hat es seinen Ursprung in der Psychoanalyse-Forschung und basiert auf
dem Konstrukt der Ego-Resilienz nach Block und Block (2006, S. 315–327)
aus den 1950er Jahren. In der aktuell vorherrschenden persönlichkeitspsychologi-
schen Forschung beispielsweise von Tugade et al. (2004, S. 320–333) oder Waugh
et al. (2011, S. 1059–1067) wird von dem Begriff „Trait-Resilienz" Gebrauch
gemacht (vgl. Ong/Bergeman/Boker 2009, S. 1777–1804). Hierbei wird Resilienz als relativ stabiles Persönlichkeitsmerkmal dargestellt. Die Stabilität als
Persönlichkeitsmerkmal erklärt auch, weshalb Patientinnen sich in ihrem Resilienzpotential nicht signifikant von einer bevölkerungsrepräsentativen Stichprobe
bei einer Erhebung zu Resilienz, Progredienzangst und psychischer Belastung
bei Patientinnen mit Brustkrebs und gynäkologischen Tumoren, die eine ärztliche
Zweitmeinung einholen, unterscheiden (vgl. Krebs, 2019, S. 293–300).

Im Gegenzug wird in der Entwicklungspsychologie Resilienz im Speziellen
bei Kindern und Jugendlichen erforscht, die nach Traumata oder massiven negativen Lebensereignissen eine positive psychische Entwicklung aufweisen (vgl.
Luthar/Cicchetti, 2000, S. 857–885). Die Längsschnittstudien der Forschungs-
gruppen um Emmy Werner (vgl. Werner/Johnson, 2004, S. 699–720) und Ann
Masten (vgl. Masten/Tellegen, 2012, S. 345–361) zeigen diese Entwicklung.

3.2.2 Resilienz bei gynäkologischen Krebsdiagnosen

Im Folgenden wird zuerst eine Metaanalyse zum Zusammenhang von Resi-
lienz und psychischer Gesundheit bei körperlichen Erkrankungen präsentiert.
Daran anschließend werden vier Studien zu Resilienz und gynäkologischen
Krebserkrankungen in einem Vergleich dargestellt. Dieser Beitrag hat in dem For-
schungskontext dieser Arbeit die größte thematische Nähe und daraus entstehende
Relevanz. Deshalb wird auch an dieser Stelle detaillierter auf die inkludier-
ten Studien eingegangen. Zuletzt wird die Übersichtsarbeit zu Resilienz und
KrebspatientInnen vorgestellt.

Färber und Rosendahl (vgl. 2018, S. 621–627) haben durch eine Metaana-
lyse unter Einbezug von 55 Studien mit 15.003 PatientInnen den deutlichen
Zusammenhang von Resilienz und psychischer Gesundheit bei körperlichen
Erkrankungen trotz substanzieller Heterogenität der Einzelbefunde herausgestellt.

Im Laufe des Lebens werden viele Menschen mit körperlichen Erkrankungen konfrontiert, welche eine außergewöhnliche Herausforderung sind (vgl. Stewart/Yuen, 2011, S. 199–209). Krebs versteht sich dabei als nicht normatives kritisches Lebensereignis, dessen Bewältigung auf adäquaten, persönlichen Ressourcen und sozialer Unterstützung basiert (vgl. Margelisch, 2017, S. 10; 23), über die jeder Mensch in einem individuellen Ausmaß verfügt. Fällt das Ausmaß und die Adäquatheit dieser Ressourcen geringer aus, kann dies den Krankheitsverlauf negativ beeinflussen und den Rehabilitationserfolg vermindern (vgl. Bengel/Barth/Härter, 2007, S. 837–859). An dieser Stelle ist das Konzept der Resilienz, definiert in Abschnitt 3.1.1, von zentraler Bedeutung. Die Vulnerabilität bezüglich der Beeinträchtigung der psychischen Gesundheit bei körperlichen Erkrankungen steht also in Abhängigkeit zu der Ausprägung der Resilienz eines Menschen. Verfügen erkrankte Menschen über wenig Resilienz, empfiehlt es sich, psychosozial zu unterstützen, denn somit kann das Risiko für Depressionen oder Angststörungen als Folge reduziert werden (vgl. Hu/Zhang/Wang, 2015, S. 18–27). Für die klinische Praxis gilt es also, die vulnerable Personengruppe mittels Screenings zu identifizieren. Diesbezüglich zeichnet sich eine Kurzform der Resilienzskala als eine reliable, valide sowie ökonomisch wertvolle und im Berufsalltag handhabbare Option aus (vgl. Leppert et al., 2008, S. 226–243). Empfehlenswert ist außerdem, diesen Schritt möglichst zeitnah nach der Diagnose zu gehen, um über den gesamten Behandlungsverlauf unterstützende Strukturen anbieten zu können und dadurch einen möglichst positiven Effekt anzustreben (vgl. Leppert/Richter/Strauß, 2013, S. 52–55).

Färber et al. (vgl. 2019, S. 17–20) haben fünf Studien hinsichtlich des Zusammenhanges von Resilienz und psychischer Gesundheit im Rahmen gynäkologischer Erkrankungen verglichen. Vier dieser Studien haben sich mit Patientinnen befasst, die an Mamma- und Ovarialkarzinomen erkrankt sind. Dabei wurden die Zusammenhänge zwischen Resilienz und selbsteingeschätzter psychischer Gesundheit untersucht. Die verwendeten Messinstrumente sind eine Kurzform der Resilience Scale nach Wagnild und Young (vgl. 1993, S. 165–178) und zumeist die Hospital Anxiety and Depression Scale (HADS) (vgl. Zigmond/Snaith, 1983, S. 361–370), welche Angst und Depressivität erfasset.

Dazu zählt die Studie von Harding, in der Angst und Depressivität von 128 Frauen nach einer Brustbiopsie jedoch vor Erhalt der Resultate erfasst werden (vgl. 2014, S. 475–494). Kamen et al. (vgl. 2017, S. 529–537) untersuchten Angst und Depressivität von 201 Frauen, die ausschließlich bi- oder homosexuell sind und an Brustkrebs mit Rezidiven und Metastasen erkrankt sind. Hierbei lag der Fokus jedoch auf der zusätzlichen Belastung durch Stress aufgrund negativer Erfahrungen als sexuelle Minderheit (vgl. Meyer, 2003, S. 674–697). Die Studie

von Liu et al. (vgl. 2017, S. 161) untersuchte 198 Patientinnen mit Ovarialkarzinomen ebenfalls in Bezug auf Angst und Depressivität. Die Dissertation von
Garcia Maroto Fernandez (vgl. 2015) hat 202 Frauen mit Mammakarzinomen
untersucht. Hierbei wurde eine korrelative Studie zur psychischen Gesundheit
von Brustkrebspatientinnen und gesunden Frauen durchgeführt. Angeschlossen
wurde eine Studie zur positiven Auswirkung psychosozialer Intervention auf das
Selbstkonzept, emotionale Intelligenz und Angst.

Auch die thematisch stärker eingegrenzte Fokussierung auf gynäkologische
Diagnosen stellt, wie bei der zuvor präsentierten Metaanalyse, heraus, dass das
selbst eingeschätzte Ausmaß an Resilienz und die psychische Gesundheit in einer
Abhängigkeit stehen. Werden diese eher positiver eingeschätzt, fallen auch Angst
sowie Depressivität geringer aus (vgl. Färber et al., 2019, S. 17–20). Die resilienzfördernden Interventionsmaßnahmen bei gynäkologischen Erkrankungen, welche
bezüglich ihrer Wirksamkeit getestet wurden, sind vor allem Psychoedukation
und Beratung, kognitiv-behaviorale Methoden, hypnotherapeutische Interventionen, supportive Therapien oder Entspannungsverfahren (vgl. Cramer et al., 2015,
S. 5–15/vgl. Fors et al., 2011, S. 909–918/vgl. Galaal et al., 2011, S. 12/vgl.
Zimmermann et al., 2007, S. 225–239 zitiert nach Färber et al., 2019, S. 20).

Ludolph et al. (vgl. 2019, S. 865–871) haben eine Übersichtsarbeit zu resilienzfördernde Interventionen bei PatientInnen mit Krebs verfasst, bei der 22
randomisierte, kontrollierte Studien mit 2.912 Befragten eingeschlossen wurden, wobei in fünf Studien die Intervention im Einzelsetting und in 17 Studien
im Gruppenformat durchgeführt wurde. Resilienzfördernde Interventionen beziehungsweise Maßnahmen, die die Vulnerabilität stressassoziierter, psychischer
Erkrankungen bei Menschen mit Krebsdiagnose senken, basieren theoretisch auf
Positiver Psychologie, supportiv-expressiven Gruppentherapien und verhaltens-
therapeutischen oder achtsamkeitsbasierten Maßnahmen. Auch hier wird betont,
dass der Einsatz dieser Interventionen von Beginn an parallel zur somatischen
Behandlung erfolgt und darüber hinaus zwölf oder mehr Psychotherapiesitzungen
umfassen sollte.

Bezugnahme zur Salutogenese
Zusammenfassend soll an dieser Stelle der unter Abschnitt 3.2.1 erwähnte
Aspekt der Dynamik hervorgehoben werden, denn dieser bietet eine bedeutungsvolle Berührung zum Konzept der Salutogenese. Diese versteht sich in
diesem Forschungskontext als Nährboden für die Stärkung und somit Dynamik
der Resilienzausprägung der Betroffenen. Resilienz ist „eine Fähigkeit, die jeder
Mensch aufbauen und erlernen kann. Auch Erwachsene sind zu jedem Zeitpunkt
ihres Lebens in der Lage, ihre Widerstandsfähigkeit zu schulen. […] Das ist

das Gerüst, das uns hält, wenn wir in Krisensituationen standhalten. Auch hier sind sich die Forschungen einig, durch Disziplin, Ausdauer und professioneller zumeist therapeutischer Hilfe kann man seine Resilienz steigern." (Leuthner, 2011, S. 21 f.)

3.3 Selbsthilfegruppen

Im Folgenden wird auf Selbsthilfegruppen, ihr Verhältnis zum Gesundheitssystem und ihre organisatorischen Anbindungsmöglichkeiten eingegangen. Ziel ist es, dadurch das Erscheinungsausmaß sowie die Berührungspunkte mit dem Gesundheitssystem abzubilden und diese Thematik inhaltlich und auf struktureller Ebene darzustellen.

3.3.1 Begriffsabgrenzung

Eine Gruppe traurig schauender Menschen sitzt in einem Stuhlkreis beisammen. Jeder stellt sich mit den Worten „Hallo, ich bin XY und ich bin Alkoholiker." vor. Häufig sind erste Assoziationen zum Begriff Selbsthilfegruppe geprägt von derartigen Filmszenen. Doch auch wenn dies der Fall sein kann, ist das Erscheinungsbild von Selbsthilfegruppen in der Realität immens variabler (vgl. BAG SELBSTHILFE e. V., 2020).

Zu der Begriffsklärung lässt sich sagen, dass es keine einheitliche Definition gibt. Unter dem Begriff Selbsthilfe sammeln sich in heterogener Weise Selbsthilfegruppen und -organisationen. Diese können mannigfache Strukturen, Ziele, Größen und Anbindungen an Fachverbände oder Selbsthilfeunterstützungsstellen aufweisen. Das Kontinuum, auf welchem sich die Gruppen einordnen, reicht von kleinen und autarken Selbsthilfegruppen bis hin zu denjenigen mit hohen Teilnehmerzahlen und dem Ziel der Aufklärung durch Öffentlichkeitsarbeit (vgl. Kofahl/Schulz-Nieswandt/Dierks, 2016, S. 9 ff.).

Trotz der hohen Individualität sind einige Methoden, Vorgehensweisen und Strukturen bei einem Gros der Selbsthilfegruppen, von denen etwa 70.000 bis 100.000 Gruppen zu den unterschiedlichen gesundheitsbezogenen Themen existieren, charakteristisch (vgl. BAG SELBSTHILFE e. V., 2020) wie beispielsweise der Hinweis auf Vertraulichkeit.

Selbsthilfegruppen werden von Menschen aufgesucht, die durch die Gemeinsamkeit einen Synergieeffekt mit Gleichbetroffenen wünschen. Neben den positiven Chancen, die diese Zusammengehörigkeit bietet, gibt es jedoch auch ganz

klare Grenzen, denn sie ist eine Ergänzung zu professionellen Hilfsangebo-
ten, aber kein Ersatz. Die Mitwirkung in der gemeinschaftlichen Selbsthilfe
ist freiwillig und erfolgt unentgeltlich. Die Selbsthilfe-Engagierten bestimmen
selbst über ihre Arbeitsweisen und Ziele. Eine professionelle Ausbildung und
Leitung sind dabei nicht erforderlich. Grundlagen sind die eigenen Problem-
und Lebenserfahrungen beziehungsweise die „Betroffenenkompetenz" (vgl. Thiel
2013, S. 77 f.).

Die Quintessenz dieser Begriffsklärung ist, dass Selbsthilfegruppen viele
Gesichter tragen können. Die Qualität kann nicht an der Größe oder Außen-
wirkung der Gruppe gemessen werden, viel mehr sollte der individuelle Benefit
jedes einzelnen Nutzenden und als Gemeinschaft im Fokus stehen und als Erfolg
anerkannt werden.

Zu Selbsthilfegruppen in Bezug auf an Krebs erkrankte Frauen gilt es den
Bundesverband e. V. der Frauenselbsthilfe nach Krebs zu nennen. Dieser ist eine
der größten Selbsthilfeorganisationen in Deutschland. Er versteht sich als Anlauf-
stelle für Frauen mit Krebsarten, welche in dieser Forschung im Zentrum stehen.
Neben Informationen und psychosozialer Begleitung ist über ihn der Zugang zu
regionalen Selbsthilfegruppen möglich (vgl. Deutsches Krebsforschungszentrum,
2016).

Anzumerken ist dabei ein aktuelles Projekt unter dem Titel „RESIST –
Wir entwickeln Krisenkräfte – das Resilienz-Projekt der Frauenselbsthilfe nach
Krebs". Es wird vom Bundesministerium für Gesundheit gefördert und in Kooperation mit dem Leibniz-Institut für Resilienzforschung (LIR) durchgeführt. Das
Ziel ist es resilienzfördernde Faktoren im Bereich der jungen Selbsthilfe zu
erfassen, um diese in der Selbsthilfearbeit zu nutzen. Die Auswertung wird vor-
aussichtlich erst nach dieser Forschungsarbeit veröffentlicht werden, jedoch ist
es denkbar, mit den hiesigen Erkenntnissen in einen Austausch zu treten (vgl.
Frauenselbsthilfe nach Krebs Bundesverband e. V., 2020).

Als Zeichen dieser Zeit, mitten in der Pandemie des neuartigen Corona-
virus SARS-CoV-2, muss auch die digitale Selbsthilfe genannt werden. Der
Vorteil, auch unabhängig von Kontaktverboten aufgrund der Pandemie, ist der
zeit- und ortsunabhängige Austausch unter Gleichbetroffenen in Internetforen
beziehungsweise in virtuellen Medien. Egal ob körperlich eingeschränkt, mit
begrenzten zeitlichen Ressourcen oder aufgrund von großer Entfernung bei seltenen Thematiken, ein online-Treffen macht den Kontakt möglich (vgl. NAKOS,
2020).

3.3.2 Verhältnis zum Gesundheitssystem

Vor ungefähr 40 Jahren kam es zur zügigen Verbreitung von Selbsthilfegruppen in Deutschland. Gesundheitsselbsthilfegruppen, zu denen die hier thematisierten zählen, sind häufig aus einer kritischen Haltung gegenüber des medizinischen Versorgungssystem geboren. Heute sind Selbsthilfegruppen ein relevanter Grundpfeiler im Gesundheitssystems (vgl. Borgetto/Klein, 2007, S. 19–57).

„Ihre Arbeit und ihre Leistungen für Menschen mit chronischen Erkrankungen und Behinderungen haben gesellschaftlich und politisch zunehmend Anerkennung gefunden. Überwiegend werden Gesundheitsselbsthilfegruppen und das professionelle medizinische Versorgungssystem in einem Ergänzungsverhältnis gesehen, was auf die eigenständige Rolle der Selbsthilfe und die besondere Art ihrer Hilfen für Betroffene verweist. Nach verbreiteter Auffassung liegen in einer verstärkten Kooperation von Ärzten und Selbsthilfegruppen Potenziale für die umfassende Unterstützung chronisch kranker und behinderter Menschen sowie für die Weiterentwicklung der Qualität ihrer somatischen und psychosozialen Versorgung" (Slesina/Fink, 2009, S. 30).

Die Förderung durch die Gesetzliche Krankenversicherung (GKV) ist nach § 20h SGB V geregelt. Seit 1993 wurde es den Krankenkassen ermöglicht, die gesundheitsbezogene Selbsthilfe mit 1 DM pro Versicherten zu fördern („Kann-Regelung"). 2004 entstand die „Soll-Regelung", wobei auch hierbei das verfügbare Budget nie komplett an die Selbsthilfe ausgezahlt wurde. Seit 2008 besteht eine Pflicht zur vollkommenen Ausschöpfung der verfügbaren Mittel. Durch das Inkrafttreten des Präventionsgesetzes im Jahr 2016 sind 1,05 € pro gesetzlich Versichertem zum Pflichtbeitrag geworden. Die Förderung geschieht entweder auf Basis einer Pauschal- oder Projektförderung, für die Selbsthilfegruppen ihre Anträge einreichen können. Aus diesen Mitteln werden beispielsweise Seminare, Mieten oder Jubiläen unterstützt (vgl. Trojan/Koch-Gromus, 2019, S. 1 f.).

3.3.3 Organisatorische Anbindung

Die Möglichkeiten der Ausgestaltung einer Selbsthilfegruppe sind heutzutage, wie bereits unter Abschnitt 3.3.1 benannt, vielfältig. Besonders für Gruppen die sich neu gründen, weiterwachsen wollen oder einen Bedarf an Bildungs- und Öffentlichkeitsarbeit haben, besteht die Möglichkeit, sich zu übergeordneten Verbänden zusammen-, oder anzuschließen oder die Unterstützung von Selbsthilfe-Kontaktstellen zu nutzen (vgl. BAG SELBSTHILFE e. V., 2020). Der Benefit für

Selbsthilfegruppen ist ein erleichterter Zugang zu Unterstützungsmöglichkeiten. Dies kann durch Hilfestellung bei der Raumsuche oder Antragsstellung geschehen, aber auch durch Kontakt zu Medien um neue TeilnehmerInnen für Gruppen zu finden (vgl. NAKOS, 2020).

Was sich unter Selbsthilfegruppen versteht wurde bereits in Abschnitt 3.3.1 erläutert. Handelt es sich um seltene Thematiken ist auch das Kooperieren und Vernetzen auf Landes- oder Bundesebene möglich. Selbsthilfevereinigungen haben ihren Fokus im Laufe ihrer historischen Entwicklung von körperlichen und kognitiven Beeinträchtigungen, geistigen Behinderungen sowie Alkoholsucht auch hin zu psychologisch-therapeutischen und psychosozialen Problemlagen erweitert. Seit circa zehn Jahren hat auch die gemeinschaftliche Selbsthilfe in diese Zusammenschlüsse Einzug erhalten. Heute existieren etwa 320 Selbsthilfevereinigungen bundesweit. Nennenswerte Vertreter sind dabei die Deutsche Hauptstelle für Suchtfragen e. V. (DHS), der Der PARITÄTISCHE Gesamtverband e. V. und die Bundesarbeitsgemeinschaft Selbsthilfe von Menschen mit Behinderung und chronischer Erkrankung und ihren Angehörigen e. V. (BAG SELBSTHILFE). Selbsthilfeunterstützungsstellen finden Austausch und Unterstützung in den Landesarbeitsgemeinschaften der Selbsthilfekontaktstellen (LAG KISS), der Koordination für Selbsthilfe-Unterstützung (KOSKON) und der Nationale Kontakt- und Informationsstelle zur Anregung und Unterstützung von Selbsthilfegruppen (NAKOS) sowie der Deutsche Arbeitsgemeinschaft Selbsthilfegruppen e. V. (DAG SHG). In der folgenden Abbildung wird die sogenannte Selbsthilfe-Landschaft, also das Verhältnis von Selbsthilfegruppen, -vereinigungen und -unterstützungseinrichtungen zueinander prägnant dargestellt (NAKOS, 2020, S. 30 ff.) (Abbildung 3.2)

Der gesundheitsbezogene Benefit, welcher aus Selbsthilfegruppen für Teilnehmende entsteht, ist die Grundlage für die Entwicklung der Selbsthilfe hin zu einer tragenden Säule des Gesundheitssystems (vgl. Gesundheitsberichterstattung des Bundes, 2004). Dieses Kapitel spiegelt die dem zugrunde liegende Professionalisierung und damit verbundene organisatorische sowie finanzielle Unterstützungsmöglichkeiten wider. Die Anschlussfähigkeit zur operativen Perspektive der Salutogenese in diesem Forschungsvorhaben liegt in der Stärkung und Fürsprache der Nutzerinnen als teilhabende Souveräninnen ihrer individuellen krisenbehafteten Lebenssituation sowie der dadurch potentiell entstehenden Stärkung ihrer Resilienz. Der positive Einfluss auf den Kohärenzsinn von Selbsthilfegruppeteilnehmenden wurde bereits von Mosimann (vgl. 2019, S. 97 f.) erforscht. Resümierend wurde auf die außerordentliche Relevanz zur weiteren Forschung hinsichtlich des Potentials des alltagsnahen und kostengünstigen Angebotes der Selbsthilfe verwiesen.

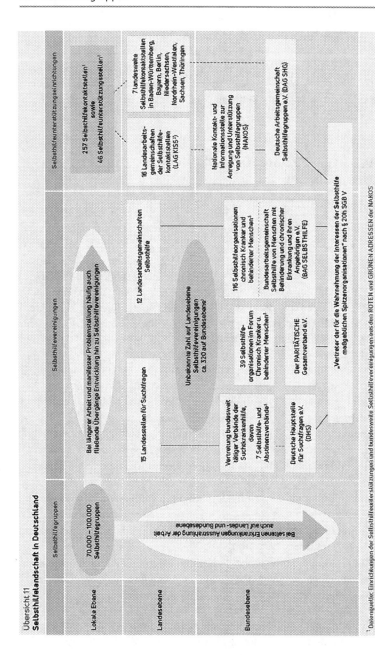

Abbildung 3.2   Selbsthilfelandschaft in Deutschland (NAKOS, 2020)

3.4   Krebs, Identität und Sexualität

Um dem Rahmen dieser Arbeit gerecht zu werden, werden im Folgenden Brust-
und Genitalkrebs bei Frauen aus einer sozialmedizinischen Perspektive betrachtet.
Dabei stehen das Auftreten, die Bedeutung und die Auswirkungen für betroffene
Frauen im Fokus.

3.4.1 Bösartige Tumore der weiblichen Brust und Genitalorgane

Brustkrebs (Mammakarzinom) ist die häufigste Krebsart bei Frauen. Damit verbunden ist die Tatsache, dass sie multidisziplinär am stärksten untersucht ist.
Insgesamt lassen sich mehr als 20 unterschiedliche Typen unter dieser Diagnose
einordnen. 2013 haben bundesweit mehr als 70.000 Frauen die Diagnose Brustkrebs erhalten. Dabei überleben mehr als 8 von 10 Patientinnen länger als 5 Jahre.
Insgesamt versterben nur wenige Frauen an Brustkrebs, obwohl diese Erkrankung
häufig auftritt. Das Durchschnittsalter beim Versterben liegt dabei bei 72 Jahren.
Im Durchschnitt erhält die Patientin mit 63 Jahren ihre Diagnose. Die ärztliche
Behandlung bei Brustkrebs fußt auf fünf Pfeilern: der operativen Entfernung des
Brustkrebses, einer Chemotherapie, einer Bestrahlung, einer Antikörpertherapie
sowie einer hormonunterdrückenden Therapie. Wie die Therapie im Einzelfall
aussieht, hängt von der Art des Brustkrebses, der Größe des Tumors und der
Streuung ab (vgl. Leicher/Torres-de la Roche/De Wilde, 2020, S. 10 f.).

Die Risikoquellen sind zusammenfassend Alter, Mastopathie (sehr dichtes
Brustdrüsengewebe), Bewegungsmangel und genetische Veranlagung (ebd.).

Krebs der weiblichen Genitalorgane umfasst vier Körperregionen, nämlich die
Eierstöcke, die Vagina, die Vulva und die Gebärmutter.

Ovarialkarzinome (Eierstockkrebs) lassen sich wahrscheinlich auf den Zyklus
bedingten und demnach veränderlichen Charakter der Ovarien zurückführen.
Tumore in dieser Region sind jedoch häufig benigne, also gutartig. Kein anderes
Organ im Körper ist so häufig von benignen und malignen Tumoren betroffen
(vgl. Aigner et al., 2016, S. 185–195).

Vaginalkarzinome (Scheidenkrebs) treten am häufigsten bei Frauen im mittle-
ren oder höheren Alter auf. Diese Krebsart tritt nur gelegentlich auf. Handelt es
sich um einen großflächigeren Befall, wird dieser strahlentherapeutisch behandelt,
wobei die Heilungschance bei ungefähr 50 % liegt (ebd.).

Bei Vulvakarzinomen (Vulvakrebs) handelt es sich um eine seltene und aggres-
sive Form von Hautkrebs. Meist tritt sie bei Frauen nach der Menopause auf und

kann mit einer früheren humanen Papillomvirus (HPV) Infektion in Verbindung gebracht werden (ebd.).

Das Endometriumkarzinom (Gebärmutterkörperkrebs) wird am häufigsten bei älteren Frauen diagnostiziert. Der Grund liegt mit einer hohen Wahrscheinlichkeit in der Veränderung der weiblichen Geschlechtshormone mit zunehmendem Lebensalter. Zu Gebärmutterkrebs zählt auch Gebärmutterhalskrebs (Zervixkarzinom), welcher allgemein eine häufige Auftrittsform hat. Diese Krebsart tritt sehr häufig bei HPV-Infektionen (siehe oben) und bei Raucherinnen auf (ebd.).

An dieser Stelle lässt sich die qualitative Vorgehensweise als besonders angemessen für das Forschungsvorhaben erklären, da aus einer quantitativen Perspektive betrachtet die Heilungschancen zum Beispiel für Brustkrebs hoch sind. Diese statistischen Daten nehmen möglicherweise das Gehör für die Minderheiten und die Sensibilität bezüglich der Auswirkungen für die individuellen Lebenssituationen der Patientinnen, auch bei erfolgreicher Behandlung. Aus diesem Grund werden im Sampling Frauen in der Variabilität ihrer Gesamtsituation berücksichtigt, unabhängig von statistischen Minder- oder Mehrheiten. Denn ein zentrales Kriterium des qualitativen Samplings „für die Auswahl der untersuchten Fälle in einer qualitativen Studie ist nicht deren „Repräsentativität", sondern die theoretische Relevanz des jeweils ausgesuchten Falls, die nur nach Maßgabe von theoretischen Überlegungen bestimmt werden kann." (Aglaja/Wohlrab-Sahr, 2014, S. 40)

3.4.2 Weibliche Identität

Wird einer Frau aufgrund von Krebs die Brust entfernt, dient diese Operation dem Überleben. In diesem Moment spielen die Auswirkungen auf das Selbstwertgefühl der Betroffenen, ihre weibliche Identität und ihr individuelles sexuelles Erleben zunächst eine untergeordnete Rolle. Dabei ist meist die Angst vor dem Tod und vor allem der Ungewissheit bezüglich des nicht Vorhersehbaren am quälendsten für betroffene Frauen. Vor dem Eingriff leiden die meisten Frauen unter hohem Distress (vgl. Krebs, 2019, S. 293) und berichten häufig von Gefühlen wie Ruhelosigkeit, Wut und Enttäuschung, entstehend aus dieser Angst (vgl. Leicher/ Torres-de la Roche/ De Wilde, 2020, S. 12). Darüber hinaus haben diese Körperregionen im Vergleich zu überlebensnotwendigen Organen weniger Relevanz in ihrer Funktion und werden dadurch potentiell auch als harmloser wahrgenommen. Was jedoch die Körperregionen wie Brust und Genitalbereich gemein haben, ist die Funktion der Sexualität und damit verbunden ist die weibliche Identität. Die rekonstruktive Chirurgie stellt dabei für Patientinnen eine immense Bereicherung dar und ermöglicht beispielsweise durch brusterhaltende Therapien, als Goldstandard der Mammakarzinomchirurgie, eine möglichst hohe körperliche Integrität (vgl. Dian/Friese, 2008, S. 960). Die Härte liegt trotz anspruchsvoller chirurgisch-technischer Ansätze in der Tatsache, dass ein Rekonstruieren kein Revidieren ist und der Körper sich nie wieder so anfühlen wird wie zuvor, möge er noch so anatomisch gerecht wie möglich wiederhergestellt sein.

Angesichts der Tatsache, dass der Mensch trotz Leid, Krankheit und Krise ein sexuelles Wesen ist (vgl. Spielvogel, 2018, Klappentext) liegt es nahe, dass mit der Rückkehr in den Alltag auch der Bedarf nach körperlicher Nähe und Sexualität wieder aufkommen kann. Meist ist diese Entwicklung aber auch mit Angst verbunden. Diese entspringt häufig aus der Frage, inwiefern der Partner oder die Partnerin noch sexuell aktiv sein kann und will (vgl. Zimmermann/Heinrichs, 2008, S. 104–111), zum Teil aber auch welche sexuellen Aktivitäten aus medizinischer Sicht noch erlaubt sind (vgl. Jäger, 2012, S. 44). Neben der körperlichen Veränderung leiden viele Frauen an den daraus resultierenden psychischen Auswirkungen, welche in der CAWAC-Studie wie folgt erhoben wurden. 50 Prozent der Frauen, die jünger sind als 40 Jahre, und 40 Prozent der 50- bis 69-Jährigen erfahren eine deutliche Einschränkung ihres Selbstwertgefühles und ihrer gelebten Sexualität nach einer Krebsdiagnose und den notwendigen Therapien (vgl. Kaufmann/Ernst, 2000, S. 3191–3196).

Am Ende der Therapie werden Patientinnen im besten Falle zunächst frei von Krebs ins Leben gelassen. An dieser Stelle gibt es zwei Ebenen. Eine, der Kampf um das Überleben, ist danach vorerst positiv beendet. Auf der Ebene der langfristigen physischen und psychischen Auswirkungen beginnt ein weiterer Kampf dann jedoch erst.

„Die ganzheitliche Wahrnehmung der Patientin rückt heute zwar zunehmend in den Fokus der Schulmedizin, doch der dort genutzte medizinische Begriff »Körperbildveränderung« beschreibt nur unzureichend die große Verunsicherung oder den temporären Verlust der weiblichen Identität für viele Frauen. Er beschreibt nicht den komplizierten seelischen Übergang von körperlicher Unversehrtheit zu Versehrtheit. Er beschreibt auch nicht den individuellen Zeitraum, der gebraucht wird, um den neuen Körper zu akzeptieren. Wenn ich mich meinen Sinnen wieder hingeben möchte, brauche ich Vertrauen – zunächst einmal in mich selbst und bei bestehender Beziehung auch in meinen Partner. Genau dieses Vertrauen ist nach einer Krebserkrankung oftmals nachhaltig erschüttert. Mein Körper hat niederschmetternde Phasen durchlebt, wurde durch Operationen und Bestrahlungen verändert. Noch Monate nach der Therapie gibt es intensive Erschöpfungszustände und emotionale Instabilität; der Verarbeitungsprozess ist in vollem Gange. Und jetzt soll ich auch noch versuchen, mich wieder als Frau wahrzunehmen? Ja, genau in diesem Moment! Berühren und berührt zu werden kann zur inneren und äußeren Heilung beitragen. Dadurch kann das Vertrauen wieder entstehen, das so schmerzlich verloren wurde. Spielerische und liebevolle Berührungen sind wichtige Schritte auf dem Weg in eine neue Normalität." (Spielvogel, 2018, S. 20 f.)

Der Schritt in Richtung Normalität beginnt mit dem Gedanken, die Veränderungen anzunehmen und auch nach dem Verlust die eigene Sinnlichkeit und Lust zuzulassen. So logisch dieser Weg sich theoretisch liest, so unmöglich kann er einer betroffenen Frau (temporär) erscheinen. Um auf diesen Prozess möglichst früh einen unterstützenden Einfluss im psychischen Erleben von Patientinnen nach dem Schock der Diagnose nehmen zu können, wird ein psychoonkologisches Screening hinsichtlich der psychosozialen Ressourcen und Copingstrategien in der medizinischen Praxis empfohlen. Um frühzeitig angemessene psychoonkologische Unterstützung anzubieten, sollte ein solches Screening nach der Diagnosestellung und vor onkologischen Behandlungen durchgeführt werden (vgl. Tschuschke et al., 2018, S. 183).

3.4.3 Partnerschaft und Sexualität

Der Einfluss von Brustkrebs oder Krebs im Bereich der weiblichen Genitalorgane auf die weibliche Identität und das Gefühl des „Frau-Seins" wurde im vorherigen Kapitel dargestellt. Sexuelle Dysfunktionen durch Körperbildprobleme und physische Veränderungen sind in diesem Kontext naheliegend, darüber hinaus ist die Gefahr einer negativen Belastung für die Partnerschaft eine weitere. Das Trennungs- und Scheidungsrisiko ist sechs Mal höher als in der Normalbevölkerung (vgl. Glantz et al., 2009, S. 5237–5242). Denn trotz Emanzipation wird der Wert der Frau gesellschaftlich auch heute noch an Jugend, Schönheit und, in diesem Kontext besonders relevant, körperlicher Unversehrtheit gemessen. Zu Körperbildproblemen kommt es primär, wenn eine eklatante Diskrepanz zwischen dem selbst wahrgenommenen und dem gewünschten Aussehen besteht (vgl. Friese, 2013, S. 137 ff.). Dieses negative Erleben des eignen Selbst kann sich auch negativ auf die psychische Verfassung von Betroffenen auswirken. Die Belastung für die Beziehung liegt meist nicht nur auf der physischen, sondern häufig auch auf der psychischen Ebene. Viele fühlen sich nicht mehr als vollständige Frau, wenn beispielsweise ihr Wunsch nach biologischer Mutterschaft nicht mehr erfüllbar ist (vgl. Deutsche Krebshilfe, 2017, S. 47). Frauen, die nach krebsbedingten medizinischen Eingriffen an Infertilität leiden, weisen dabei eine schlechtere mentale Gesundheit, eine stärkere krebsspezifische Besorgnis und ein schlechteres physisches sowie psychisches Wohlbefinden auf (vgl. Wenzel et al.,

2005, S. 94–98). Der Verlust von Selbstvertrauen auf körperlicher Ebene und sowohl sichtbare als auch von außen unsichtbare physische Veränderungen bringen häufig sexuelle Barrieren mit sich. Dazu zählen Veränderungen des sexuellen Selbstwertes, vulvovaginale Atrophien als Resultat der Chemotherapie oder Hormontherapien sowie der Verlust der Libido (vgl. Krychman/Katz, 2012, S. 5–13). Nicht selten entstehen hierdurch Verlustängste und Kommunikationsprobleme in der Partnerschaft (vgl. Dorn/Wollenschein, 2007, S. 72 f.). Wird dabei die Versorgung von therapiebedingt neu entstandenen sexuellen Problematiken nicht gewährleistet, sind verminderte Lebensqualität, Reue bezüglich des Behandlungsentscheids (vgl. Gilts/Cohen/Pettaway/Parker, 2013, S. 3337–3343), verstärkte psychische Folgeprobleme und Beziehungsprobleme (vgl. Denlinger et al., 2014, S. 184–192) nicht selten. Durch psychosoziale Unterstützung ist es betroffenen Frauen leichter möglich, ihr Erleben, ihre Gefühle, ihre Befürchtungen und Unsicherheiten mit ihren PartnerInnen anzusprechen. Der Output ist die Stärkung von Verständnis und Intimität als Hauptbaustein für Zufriedenheit in der Beziehung auf sexueller und auch partnerschaftlicher Ebene (vgl. Zimmermann/Heinrichs, 2011, S. 23–34).

> Denn „die sexuelle Unbefangenheit geht vielen Paaren in dieser Situation verloren. Ein offener Umgang miteinander und offene Gespräche über die persönlichen Wünsche von Beginn der Erkrankung an sind nun ganz besonders wichtig für die Beziehung. [...] Während der Krebsbehandlung und unmittelbar danach verschwindet häufig auch beim gesunden Partner vorübergehend die Lust auf intime Kontakte. Das ist völlig normal. Es kann auch vorkommen, dass das veränderte Interesse der Frau beim Partner Unsicherheit und Angst erzeugt bis hin zu Erregungsblockaden. Latent bestehende Partnerschaftsprobleme können sich in dieser Extremsituation zusätzlich negativ auf das Sexualleben auswirken oder erstmals offen auftreten." (Frauenselbsthilfe nach Krebs Bundesverband e. V., 2015, S. 25)

Ein weiterer nennenswerter Aspekt ist die „Sexualisierung der Umwelt". Hierdurch wird Sexualität als ein Ultimum des Lebensglücks dargestellt und dass die Norm ein dauerhaft euphorisierendes Ausleben dieser sein müsse. Die Realität ist häufig eine vollkommen andere. Gemessen an der Darstellung von Sexualität in den Medien, kann die eigene dadurch als unzureichend wahrgenommen werden. Orientieren sich Menschen an diesen künstlich erstellten Bildern, kann dies zu Druck und Minderwertigkeitsgefühlen führen (vgl. Zettl, 2012, S. 105–109), obwohl es vielmehr um das Entdecken der eigenen Präferenzen und Maxime für sich alleine und auch als Paar geht.

Außerdem hat Sexualität in jeder Partnerschaft eine ganz individuelle Relevanz und Rolle. Demnach sind die Auswirkungen durch Herausforderungen in diesem

Bereich auch mit unterschiedlichsten Erscheinungsarten verbunden. Ausschlaggebend sind dabei Aspekte wie die Lebenssituation, persönlichkeitsspezifische Eigenschaften, individuelle Erfahrungen, Gedanken, Befürchtungen, Einstellungen und sozial-kulturelle Aspekte sowie erworbene Moralvorstellungen (vgl. Brechtel, 2012, S. 110–114).

Eine Konsequenz aus diesen angeführten Faktoren kann ein Gefühl der Auslieferung und Ohnmacht sein. Um als betroffene Frau positiv auf einer greifbaren Ebene Einfluss zu nehmen und selbstwirksam diesen Prozess für sich zu gestalten, können sich Entspannungsübungen und physische Aktivität positiv auf die Lebensqualität auswirken, da sie die körperliche Funktionsfähigkeit und Sexualität häufig verbessern (vgl. Duijts et al., 2012, S. 4124–4123). Außerdem kann Krafttraining, besonders bei Frauen über 50 Jahren, das Selbstwertgefühl steigern (vgl. Speck et al., 2010, S. 87–100), welches durch die Erkrankung Einbußen erlitten haben kann.

Auch hier wird die Anschlussfähigkeit zur Salutogenese in den Fokus genommen. Aus operativer Perspektive der Salutogenese betrachtet gilt es hier, dem zuvor benannten Auslieferungserleben entgegen zu wirken und den Kohärenzsinn zu bekräftigen, um das Resilienzpotential der betroffenen Frauen zu stärken. Der Austausch unter Gleichbetroffenen innerhalb einer Selbsthilfegruppe, wie in Abschnitt 3.3.1 bereits erläutert, kann durch seinen Synergieeffekt, besonders hinsichtlich der Intimität der Thematik, dabei helfen. Deshalb wird das Verständnis der weiblichen Identität in dieser Forschungsarbeit im Sinne der Adressatinnenperspektive konsequent aus den Aussagen der interviewten Frauen heraus entwickelt, wodurch das subjektive Erleben von Weiblichkeit nach Krebs rekonstruiert wird.

Zwischenfazit

4

Auf Basis der dargestellten theoretischen Grundlagen in Kapitel 3 wird nun das Verhältnis von Salutogenese und Resilienz als Zwischenfazit sowie heuristischer Betrachtungsrahmen hinsichtlich des Forschungsgegenstandes erläutert. Dieses wird in der darauffolgenden Darstellung (Abbildung 4.1) zusätzlich visualisiert.

Resilienz ist ein relativ stabiles Persönlichkeitsmerkmal, wie in Abschnitt 3.2.2 erläutert. Es kann aber dennoch durch äußere Einflüsse gestärkt oder geschwächt werden. Diese Dynamik kann wie in der Literatur dargelegt positiv durch die Teilnahme an einer Selbsthilfegruppe beeinflusst werden. Um diesen Einfluss zu erfassen, wird in dieser Forschungsarbeit die Salutogenese als theorieleitender und methodisch-technischer Perspektivrahmen genutzt. Dem zugrunde liegt, dass diese ein theoretisches Konzept ist, welches auf dem Kohärenzsinn fußt. Die Stärkung seiner Kernelemente Verstehbarkeit, Handhabbarkeit und Sinnhaftigkeit steht unter der Frage, wie Gesundheit positiv beeinflusst werden kann. Ist der Kohärenzsinn stärker ausgeprägt, so verfügt eine Person über eine „globale" Kompetenz, vorhandene Ressourcen zum Erhalt ihrer Gesundheit und ihres Wohlbefindens zu mobilisieren (vgl. Leuthner, 2011, S. 15). An der Stelle der Einflussnahme auf die eigene Lebenssituation durch die subjektive Perspektive und Haltung bezüglich dieser, greift die Forschungsfrage: *Wie erleben Frauen mit bösartigen Tumoren der weiblichen Brust und Genitalorgane den Einfluss auf ihr Resilienzerleben durch die Teilnahme an einer Selbsthilfegruppe?* Hierbei wird primär das Resilienzerleben in den Blick genommen und mittels qualitativer Herangehensweise über den Kohärenzsinn der Salutogenese als technisches Mittel erfasst. Somit kann die Dynamik des Resilienzerlebens fundiert aufgegriffen werden und in Verbindung mit der Forschungsfrage passgenau erfassen, wie sich der Einfluss der Selbsthilfegruppenteilnahme auf den seelischen Gesundheitszustand der befragten Frauen darstellt. Diesem Verhältnis und der theoretischen Rahmung (Kapitel 3) zu Folge wird angenommen, dass sich der Synergieeffekt

A.-F. Sayin, *Der Einfluss auf das Resilienzerleben durch die Teilnahme an einer Selbsthilfegruppe*, https://doi.org/10.1007/978-3-658-36934-7_4

durch Gleichbetroffenheit in einer Selbsthilfegruppe positiv auf den Kohärenzsinn und dieser sich auf das Resilienzerleben auswirkt.

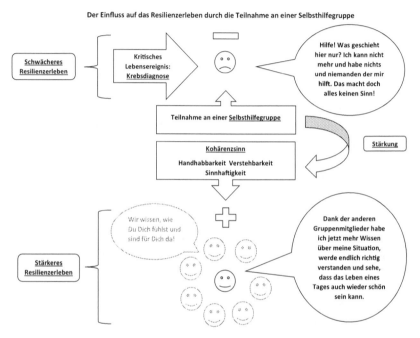

Abbildung 4.1 Das Verhältnis von Salutogenese und Resilienz (Eigene Darstellung)

Theoretischer Zugang
Im Folgenden findet ein Ebenenwechsel statt, welcher übergeordnet unter anderem das Menschenbild, den erkenntnistheoretischen Zugang und Gütekriterien aufzeigt, unter welchen die Forschungsfrage bearbeitet wird.

Auf Forschungs- und Gegenstandsebene wird von einem humanistischen Menschenbild ausgegangen, welches Schumann als Basis für den qualitativen Forschungsansatz bezeichnet. Im Fokus steht hierbei die holistische Sichtweise, die in dieser Forschung nicht nur der Erhebungsmethode gilt, sondern auch dem zu erhebenden Gegenstand, nämlich dem Einfluss durch die Teilnahme an einer Selbsthilfegruppe auf das subjektive Resilienzerleben. Es werden unter

Berücksichtigung der Historizität der Resultate offen Einzelfälle analysiert (vgl. Schumann, 2018, S. 148 ff.).

Nach Mayring ist die Hermeneutik die Grundlage wissenschaftlicher Interpretationen zur Auslegung von Texten (vgl. Mayring, 2016, S. 13). Die vorliegende Untersuchung schließt sich deshalb dem hermeneutischen Grundgedanken als erkenntnistheoretischer Zugang an. Übertragen lässt sich dieser Zugang sowohl auf die Frage der Bedeutung der Selbsthilfegruppenteilnahme für die Befragten, „als auch wie solche Bedeutungen interaktiv zustande kommen bzw. sich verändern" (Koller, 2017, S. 223).

Um wissenschaftlich basierte Erkenntnisse über die soziale Realität der Befragten zu erlangen, ist das Verfolgen von Gütekriterien bei einer interpretativen Sozialforschung wie dieser obligatorisch (vgl. Kleemann et. al., 2013, S. 14). Der geplante Forschungsprozess richtet sich deshalb nach den Gütekriterien der Praxisforschung von Phillip Mayring. Darunter fallen 1. eine spezifische und nachvollziehbare Verfahrensdokumentation, 2. eine argumentative Interpretationsabsicherung, 3. ein systematisches Vorgehen in allen Prozessschritten und 4. eine deutliche Nähe zum Forschungsgegenstand (vgl. Mayring, 2016, S. 144–146). Eine Methoden-Triangulation ist aufgrund der limitierten zeitlichen Kapazitäten in diesem Rahmen nicht möglich (vgl. Mayring, 2016, S. 147 f.). Sollten die Ergebnisse in weiterführenden Forschungsvorhaben nochmals aufgegriffen werden, ist eine Methoden-Triangulation mit der dokumentarischen Methode (siehe Abschnitt 5.2) denkbar. Die Gütekriterien werden an gegebener Stelle operativ aufgegriffen und rahmen somit den gesamten Forschungsprozess ein.

Darüber hinaus werden die Maxime der Forschungsethik und des Datenschutzes nach König berücksichtigt. Die von ihm benannten ethisch-moralischen Grundsätze sind grundsätzlich, aber besonders hinsichtlich der Intimität der Thematik als absolut essentiell anzusehen (vgl. König, 2016, S. 74 f.). Die Sensibilität und Vulnerabilität dieser Thematik ziehen sich demnach wie ein roter Faden durch die folgenden Kapitel und werden an gegebener Stelle transparent benannt.

Methodendesign

5

Kapitel 5 stellt unter anderem das Forschungsdesign, die Datenerhebung, das Sampling und die Auswertung vor.

5.1 Forschungsdesign

Das Forschungsdesign richtet sich grundsätzlich nach der theoretisch-methodologischen und nicht nach der inhaltlichen Facette des Forschungsgegen-standes (vgl. Helfferich, 2011, S. 168). Aus dieser Perspektive gesehen ist in Anbetracht aller Vorüberlegungen der hier behandelte Forschungsgegenstand der subjektive Sinn, den der Einfluss auf das Resilienzerleben durch die Teilnahme an einer Selbsthilfegruppe besitzt. Werden solche Bedeutungskonstruktionen unter-sucht, ist ein qualitatives Forschungsdesign obligatorisch, da es sich in der qualitativen Forschung um das Gegenstandsverständnis auf Grundlage verschrift-lichter, sprachlicher Äußerungen handelt. Es geht um „[…] die Konstitution von Sinn, die in standardisierter [gemeint: quantitativer] Forschung bereits als abgeschlossen und pragmatisch als gegebene Verständnisgrundlage vorausgesetzt wird" (Helfferich, 2011, S. 22). Wären die Ergebnisse der Literaturrecherche als gegeben hingenommen worden, wäre ein quantitatives Forschungsdesign mit dem bloßen Abfragen des vorausgesetzten Benefits durchgeführt worden. Jedoch ist

Ergänzende Information Die elektronische Version dieses Kapitels enthält Zusatzmaterial, auf das über folgenden Link zugegriffen werden kann https://doi.org/10.1007/978-3-658-36934-7_5.

zum einen anzumerken, dass es keine Forschungsgrundlage mit einem „triple-
disziplinären"[1] Ausmaß zur Beantwortung der Forschungsfrage gibt, was ein
Hypothesengenerieren rechtfertigt. Zum anderen ist die Legitimationsgrundlage
für die Wahl des qualitativen Interviews zu erfragen, ob überhaupt und wie die
Teilnahme an einer Selbsthilfegruppe Einfluss auf das Resilienzerleben und somit
Bedeutung für die Befragten hat, also den Sinn dieses Einflusses zu konstitu-
ieren. Daher wurde diese Praxisforschung in Anlehnung an die rekonstruktive
Sozialforschung konzipiert (vgl. Bohnsack, 2014, S. 22 f.).

Außerdem widmet sich die qualitative Forschung dem Erfassen und Verstehen
von Sinnzusammenhängen und den persönlichen, institutionellen oder situati-
ven Mechanismen, die in ihnen wirken. Mittels Beobachtung und Gespräch
wird ein Gegenstand erfasst, bei dem komplexe Zusammenhänge vermutet werden, welche es mit einem rekonstruktiven Verfahren zu analysieren gilt (vgl.
Przyborski/Wohlrab-Sahr, 2014, S. 108). Für das hiesige Forschungsvorhaben
sind vor allem Wirkungszusammenhänge wie die "Wirkungen" der Teilnahme
an einer Selbsthilfegruppe auf das Resilienzerleben von Bedeutung. Diese werden auf Grundlage des Kohärenzsinnes erfasst sowie erklärt und sind ein
emotionsbehafteter Gegenstand mit komplexen Sinnzusammenhängen.

Ziel ist es, zusammenfassend den subjektiven Sinn dieses Einflusses zu
erfassen. Da dieser zu erhebende Forschungsgegenstand aufgrund des individuellen Erlebens hoch komplex ist, ist eine erste explorative Phase angemessen,
die der Generierung von Hypothesen dient (vgl. Diekmann, 2012, S. 34).
Daran anschließend bietet diese Forschungsarbeit einen Nährboden für weitere
Anschlussforschung, da qualitative Forschung quantitativer Forschung grundsätzlich vorausgeht.

5.2   Datenerhebung

Um der Mehrdimensionalität und Komplexität des Forschungsgegenstandes
methodisch gerecht zu werden, fällt die Wahl der Erhebungsmethode auf das problemzentrierte Interview, auf das im späteren Verlauf näher eingegangen wird.
Dieses wird um biographisch-narrative Elemente ergänzt, da die Krebserkrankung ein lebensgeschichtliches Thema ist. „Das grundlegendste Medium für die
analytische Rekonstruktion von lebensgeschichtlichen Prozessen ist das autobio-
graphische Erzählen [...] im mündlichen Stegreif." (Schütze, 2021, S. 143 f.)

---

[1] Hierbei ist die Verbindung von Sozialer Arbeit, Psychologie und Medizin gemeint.

Dabei soll durch das freie Erzählen rekonstruiert werden, ob und wie der Kohärenzsinn durch die Teilnahme an der Selbsthilfegruppe gestärkt wird. Es wird „grundlagentheoretisch davon ausgegangen, dass die gespeicherten lebensgeschichtlichen Erinnerungen und umgekehrt auch die lebensgeschichtlichen Erinnerungsbarrieren (z. B. in Bezug auf traumatische Erfahrungen und die aus ihnen hervorgehenden, mehr oder weniger unbewussten Verletzungsdispositionen) sich besonders unverstellt gerade im mündlichen autobiographischen Stegreiferzählen niederschlagen." (ebd.) Demzufolge zeichnet sich der biographisch-narrative Anteil als besonders adäquat für das vorliegende Forschungsvorhaben aus. Ergänzend wird davon ausgegangen, dass die Narration im Interview gelingen wird, da die Bereitschaft zur Konfrontation mit dem Ereignis an zwei Stellen gegeben ist. Zum einen nehmen alle Frauen an einer Selbsthilfegruppe teil und weisen somit die Bereitschaft zur Konfrontation mit dem Ereignis auf. Zum anderen wurde die Teilnahme an dem Interview lediglich durch MultiplikatorInnen offeriert. Dazu zählen ÄrztInnen, PsychotherapeutInnen, Selbsthilfe-Kontaktstellen, -Foren und -verbände, die dann die Selbsthilfegruppenleiterinnen informiert haben, worauf diese in Kontakt mit den betreffenden Teilnehmerinnen getreten sind. Die Teilnahme basiert demnach lediglich auf der intrinsischen Motivation über ihre Situation sprechen zu wollen. Insgesamt wird den Frauen durch das Interview eine Plattform geboten ihre krisenhafte Lebenssituation rückblickend zu betrachten und ihr Erleben dieser aussprechen zu können. Auch die Intention, anderen in einer Synergie zu helfen, welche in Abschnitt 3.3.1 als Anteil einer Selbsthilfegruppe gesehen werden kann, kann hier möglicherweise ein weiterer Motivator sein, aktiv teilzunehmen.

Der Einfluss auf das Resilienzerleben durch die Teilnahme an einer Selbsthilfegruppe unterliegt hingegen dem problemzentrierten Anteil. Diese methodische Kombination wurde gewählt, da die Befragten zunächst über das biographische Thema als Basis, das Erleben der Erkrankung, ins Erzählen kommen und dann der Problembezug, also der Einfluss durch die Teilnahme an der Selbsthilfegruppe hergestellt wird. Die Biographieforschung wird auf methodischer Ebene in der Herangehensweise an den Forschungsgegenstand inkludiert und basiert dabei auf den Ansätzen von Gerhard Riemann (2003) und Fritz Schütze (2021). Ein weiterer Stützpunkt für den Betrachtungsrahmen der Datenerhebung ist das konjunktive (milieuspezifische) Wissen und die Dokumentarische Methode nach Bohnsack (2013, S. 15). Das konjunktive oder auch gruppenspezifische Wissen ist nicht direkt öffentlich zugänglich, sondern muss mittels Erzählungen, Beschreibungen und direkten Beobachtungen erfasst und unter Wissen über die Handlungspraxis aufgegriffen werden. Die Betrachtung richtet sich nicht an das intendierte

„Was" der Handlung, sondern an das „Wie", dem „modus operandi" (vgl. Bohnsack, 2008, S. 60) und schließt sich deshalb auf kohärente Art und Weise an
die Grundsätze der genutzten Methodik an. Die dokumentarische Methode setzt
in ihrer Sinnrekonstruktion nämlich genau hier an und findet durch den narrati-
ven Anteil Raum in der Interviewkonstruktion. Im Sinne der Ethnomethodologie
stellt sie deshalb auch eine „Methode der Kontextualisierung von Äußerungen"
dar (vgl. Bohnsack, 1998, S. 110), da „sprachliche Äußerungen wesensmäßig
vage" sind und „lediglich ein Indikator für oder ein Hinweis auf das mit diesen
Äußerungen verbundene, durch diese Äußerungen selbst aber nicht explizierte
Orientierungsmuster. Letzteres kann immer nur in Abhängigkeit vom jeweiligen
Kontext und in Kenntnis dieses Kontextes erschlossen, also interpretiert werden"
(Bohnsack, 1998, S. 109) Die Sinnrekonstruktion, welche in diesem Forschungs-
kontext im Zentrum der Datenerhebung steht, kann somit methodisch in ihrer
Komplexität optimal aufgefangen werden.

Das problemzentrierte Interview befasst sich in seinem Forschungsinteresse
mit unterschiedlichen sozialen Problemstellungen, welche aus Perspektive der
Befragten dargestellt und erläutert werden. In diesem Kontext steht hierbei der
Einfluss auf das Resilienzerleben durch die Teilnahme an einer Selbsthilfegruppe
im Mittelpunkt. Die Basis ist das problemorientierte Sinnverstehen welches durch
die Interviewende mittels theoretischen Wissens (Salutogenese, Resilienz, Selbsthilfe und Auswirkungen von Brust- und Genitalkrebs auf die weibliche Identität)
deduktiv genutzt wird, um die Befragten im Interview damit zu konfrontieren.
Das Mittel der Wahl zur Durchführung ist dabei das leitfadengestützte Interview,
welches sich auf dieses theoretische Vorwissen bezieht (vgl. Kruse et al., 2016,
S. 133). Außerdem nutzt das problemzentrierte Interview sowohl ein indukti-
ves als auch ein deduktives Verfahren, denn das theoretische Vorwissen schafft
den Rahmen für das Interview, die Fragen im Leitfaden und die Kategorienbildung in der Auswertung. Im selben Moment gilt aber auch das Offenheitsprinzip,
wodurch die relevanten Themenschwerpunkte der Interviewten durch Narrationen
angeregt werden (vgl. Witzel, 2000, zitiert nach Kruse et al., 2015, S. 154). Nach
Witzel (vgl. 2000, S. 5) baut sich das problemzentrierte Interview aus vier Teilen zusammen, wozu Kurzfragebogen, Leitfaden, Tonaufzeichnung des Gesprächs
und Postscriptum zählen. Die genaue praktische Umsetzung wird in Abschnitt 5.2
ausführlicher erläutert, da dem Aufwand aufgrund der Sensibilität der Thematik
ein komplexes Ausmaß an Rahmenbedingungen gilt.

Diese Methodenkombination lässt den Befragten Raum für die Beschreibung
von subjektiven Eindrücken, Erfahrungen und Vorstellungen. Durch den Einsatz
des Leitfadens wird jedoch Vergleichbarkeit gesichert.

Interviewleitfaden

Der Interviewleitfaden setzt sich aus den folgenden vier Schritten nach König zusammen: 1. Einstiegsphase, 2. Warm-up-Phase, 3. Hauptphase und 4. Ausklang (vgl. König, 2016, S. 136 f.). Die Erhebung erfolgt im Querschnitt (vgl. König, 2016, S. 47). Auch wenn eine Längsschnittstudie bezüglich der Resilienzentwicklung noch aufschlussreicher wäre, ist dies aufgrund des Zeitrahmens der vorliegenden Arbeit nicht möglich. Für den Fall, dass es zu Anschlussforschungen kommen sollte, werden alle Kontakte mit Einwilligung der Interviewten gesichert. Der entwickelte Leitfaden ist flexibel und teilstandardisiert (siehe Anhang 8), er erfasst sowohl explizites als auch implizites Wissen, wie beispielsweise „[...] Handlungsorientierungen, implizite Entscheidungsmaxime, handlungsleitende Wahrnehmungsmuster, Weltbilder, Routinen usw." (Bogner/Littig/Menz, 2014, S. 25) Bei der Konstruktion des Leitfadens nach dem SPSS-Prinzip (Sammeln, Prüfen, Sortieren und Subsumieren) ist das Prinzip der Offenheit zur Explikation von Deutungen ebenso wie das Prinzip der Strukturierung zur Vergleichbarkeit der Antworten berücksichtigt worden (vgl. Helfferich, 2011, S. 182 ff.). Beim Sammeln interessanter Fragen wurden weniger relevante Faktenfragen zu beispielsweise demografischen Angaben aussortiert und für die Ausarbeitung des Interviewprotokollbogens genutzt (siehe Anhang 11). Im Anschluss wurden die Fragen, welche nach einem weiteren Prüfschritt noch offen genug für unerwartete Themenaspekte erschienen und dem Erfahrungshorizont der Befragten entsprachen, zu zwei übergeordneten Themenblöcken subsumiert. Dabei handelt es sich um den Einfluss auf den Kohärenzsinn und die weibliche Identität, welche in Kapitel 3 näher erläutert wurden. Um die typische Dauer von ungefähr einer Stunde, exklusive der Vor- und Nachbereitung, einzuhalten wurde dabei darauf geachtet, dass die Fragensammlung angemessen reduziert wurde (vgl. Bogner/Littig/Menz, 2014, S. 28). Im ersten Themenblock wurden je drei Hauptfragen zu den drei Hauptkategorien des Kohärenzsinnes formuliert. Außerdem wurden Gesprächsanreize und untergeordnete Nachfragen zum Einfluss durch die Teilnahme an einer Selbsthilfegruppe formuliert, durch die der Weg aus dem biographischen in den problemzentrierten Anteil geebnet wurde. Der Logik vom Großen zum Kleinen folgend (vgl. Helfferich, 2011, S. 181) hat der zweite Themenblock dasselbe Prinzip der untergeordneten Fragen inne und inkludiert eine Hauptfrage zum Einfluss auf die weibliche Identität.

Die Themenblöcke wurden um eine Situationsschilderung als ersten Erzählstimulus, um den Befragten den Einstieg in die Thematik zu erleichtern, ergänzt. Die erzählgenerierenden Frage dient außerdem zur Anregung der Narration. Die Erlebnisorientierung bei der Aufforderung, von der Teilnahme an der Selbsthilfegruppe zu berichten, bot den Befragten dazu einen roten Faden, dem sie angesichts der alltagsfernen Kommunikation im wissenschaftlichen Setting eines Interviews argumentativ folgen konnten (vgl. Helfferich, 2011, S. 104 f.). In jedem Themenblock wurden thematische Steuerungsfragen zur Einführung neuer Aspekte zum Beispiel: „Wie haben Sie die Selbsthilfegruppe in diesem Zusammenhang erlebt?" und zur Detailierung und Interessenssignalisierung zur Aufrechterhaltung der Erzählung „Was denken Sie?" um Einstellungsfragen „Wie haben Sie das erlebt?" erweitert, um bei den Befragten nicht nur einen informierenden Rückblick zu den Anforderungen, sondern auch das genaue Erleben dieser anzuregen (ebd.). Auf diese Weise soll erfasst werden, wie sich der Einfluss auf das subjektive Resilienzerleben durch die Teilnahme an einer Selbsthilfegruppe gestaltet. Ausgehändigt wurde der Leitfaden im Vorfeld nur, wenn die Befragten den Wunsch nach Vorbereitung äußerten oder dieser Schritt erforderlich war, um Vertrauen bei unsicheren Interviewpartnerinnen beziehungsweise den MitarbeiterInnen der Selbsthilfe-Kontaktstellen aufzubauen (vgl. Bogner/Littig/Menz, 2014, S. 31). Damit die Befragten im Vorfeld nicht beeinflusst werden, wurde lediglich das Forschungsthema und nicht die Forschungsfrage offengelegt (vgl. Schnell/Dunger, 2018, S. 30 ff.). Die Aufklärung über die Forschungsfrage erfolgte im Nachgespräch. Es soll vermieden werden, dass die Befragten sich im Vorfeld zu sehr mit theoretischen Begriffen wie beispielsweise Kohärenzsinn auseinandersetzen und im Gespräch deshalb nicht in das freie Erzählen kommen, denn Ziel ist das Rekonstruieren des subjektiven Erlebens und somit einer gefühlten, seelischen Thematik, die aus dem Stehgreif geschehen soll.

5.3   Rahmenbedingungen und Sampling

Voraussetzungen zur Studiendurchführung
Zur Vorbereitung der Studie wird eine E-Mail an die benannten MultiplikatorInnen verschickt mit Informationen zu dem Forschungsziel, dem Rahmen der Forschung, der Durchführung, sowie der Zusicherung von Anonymität (siehe Anhang 6). Daraufhin können sich interessierte Frauen per E-Mail oder Handynummer melden. Es wurde im Vorfeld eine Prepaidkarte angeschafft und eine E-Mailadresse einzig für diesen Zweck eingerichtet. Vor dem Interview wird ein Informations- und Aufklärungstelefonat von etwa 15 Minuten angeboten (vgl. Döring/Bortz, 2016, S. 124). Dieses dient der Kundgabe zentraler Informationen zum Forschungsinteresse und darüber hinaus auch dem Zweck, dass interessierte Frauen hinsichtlich der Sensibilität und daraus resultierenden potentiellen Hemmschwellen die Möglichkeit haben, persönliche Nähe zur Interviewerin

zu gewinnen und Sorgen zu äußern, die einer Teilnahme entgegenstehen könnten. Die Förderung einer vertrauensvollen Interviewatmosphäre steht auch im
Interview selbst im Fokus, weshalb kein Zeitdruck entstehen soll (vgl. Mayring, 2002, S. 74). Der zuvor genannte Zeitrahmen kann demnach bei Bedarf
überschritten werden. Aufgrund der Corona-Schutzverordnung während der vorherrschenden Pandemie ist ein persönliches Interview nicht möglich, vor allem
nicht mit potentiell immunsupprimierten Personen. Um der Sensibilität, die mit
den Diagnosen verbunden ist, dennoch gerecht zu werden, wird den Befragten zur
Wahl gestellt, das Interview telefonisch oder via Online-Meeting-Software durch-
zuführen. Möglicherweise ist es eine größere Hemmschwelle, in einem virtuellen
Setting mit einem fremden Gegenüber über hoch intime und traumatische Thematiken zu sprechen. Dieses zurzeit mögliche Maximum an persönlicher Nähe
kann jedoch im Gegenzug auch für mehr Vertrauen sorgen. Es wird lediglich
ein Diktiergerät eingesetzt, um einen möglichst reduzierten Einsatz von Medien
gewährleisten zu können. Um den Erinnerungsfluss zu unterstützen, wird im
Vorgespräch darauf hingewiesen, dass eigene Materialien in Anlehnung an die
Biographiearbeit nach Riemann (vgl. 2003, S. 120–122) zuhause genutzt werden
wie zum Beispiel Kunstprojekte, die in psychoonkologischen Beratungsangebo-
ten oder Selbsthilfegruppen entstanden sind. Eine natürliche, nicht kontrollierend
wirkende und angenehme Atmosphäre wird dadurch angestrebt. Um Anonymisierung und Transparenz zu gewährleisten, wird eine Einwilligungserklärung
(siehe Anhang 7) vor dem Interview zugemailt und unterschrieben zurückge-
schickt (vgl. Döring/Bortz, 2016, S. 124). Somit sind der Datenschutz und die
informierte Einwilligung nach dem Prinzip der „Nicht-Schädigung" im Sinne
der Forschungsethik gewährleistet (vgl. Buttner et. al, 2020, S. 20). Dazu ist
es auch obligatorisch, dass „alle Vorsichtsmaßnahmen getroffen werden, um
die Privatsphäre der Versuchspersonen und die Vertraulichkeit ihrer persönlichen Informationen" auch im telefonischen Setting durch das Vermeiden von
akustischen Störungen zu wahren (Schnell/Dunger, 2018, S. 110). Nach der
Durchführung werden die aufgezeichneten Interviews in Standardorthographie
transkribiert, um das Datenmaterial analysieren zu können (vgl. Moser, 2014,
S. 146). Es werden nur Codes auf Transkripten festgehalten und keine persönlichen Daten. Die Audioaufnahmen werden nach der Transkription vertraulich
behandelt und sind nicht für Dritte zugänglich. Des Weiteren sieht das Anony-
misierungsschema vor, dass die Interview-Audiodatei, das Interviewprotokoll und
das -transkript eine Chiffre erhalten, damit eine Rückverfolgung erschwert wird.
Dementsprechend wurden auf dem Interviewprotokollbogen (siehe Anhang 11)
absichtlich nur die Diagnose und der Zeitraum der Teilnahme an der Selbsthilfegruppe erfasst. In der darauffolgenden inhaltlich-semantischen Transkription

wurden alle Namens- und Ortsbezeichnungen durch den Platzhalter „XY" ersetzt. Außerdem wurden vorhandene Dialekte möglichst wortgenau ins Hochdeutsche übersetzt. Der Grund ist, dass es wegen der Seltenheit der Diagnosen Vulva- beziehungsweise Vaginalkarzinom nur wenige Selbsthilfegruppen bundesweit gibt und nur so die Anonymisierung im höchsten Maße sichergestellt werden kann. Die Transkription erfolgte nach einem verbindlich festgelegten Regelkatalog in Anlehnung an die erweiterten einfachen Regeln von Dresing und Pehl (2018, S. 20 ff.) (siehe Anhang 9). Dabei wurde sich für eine wörtliche Übersetzung ins normale Schriftdeutsch mit Kommentaren zu Pausen und Redeüberlappungen entschieden, da vorrangig die thematische Seite des Gesagten von Interesse war (vgl. Mayring, 2002, S. 91). Da die Forscherin allein arbeitet, ist sie im Sinne des Datenschutzes Interviewende und Kontrollperson in einem. Die Transkripte wur- den jeweils in zwei Korrekturschleifen überarbeitet, um zu gewährleisten, dass die Abschrift möglichst fehlerfrei trotz Störgeräuschen und sprachlicher Akzente erfolgte.

Die Arbeitsschritte im qualitativen Forschungsprozess werden in einem ter- minierten Arbeitsplan (siehe Anhang 5) festgehalten, um eine einheitliche und verbindliche Übersicht und Struktur zu schaffen. Dieser basiert auf den sechs Schritten qualitativer Forschung nach Bentler (vgl. 2013, S. 173–180), sowie auf dem Zeit- und Arbeitsplan nach König in 12 Schritten (vgl. 2016, S. 29–92). Der Forschungsprozess ist ausgerichtet auf vier Monate und wird von einer For- scherin durchgeführt. Es werden in der Erhebung Etappen als zeitliche Puffer einkalkuliert (vgl. Berger-Grabner, 2016, S. 64). Da die Forscherin 20 Wochen- stunden arbeitet und berufsbegleitend studiert, sollte der Zeitraum realistisch umsetzbar sein. Somit kann der Forschungsprozess in der Vielfältigkeit seiner Anforderungen optimal aufgefangen werden.

Sampling

Um die Qualität der Studie gewährleisten zu können, sind für das Sampling vier Frauen vorgesehen, die an einer Selbsthilfegruppe zu Brust- oder Geni- talkrebs teilnehmen beziehungsweise vormals teilgenommen haben. Wobei eine Befragte als Puffer eingeplant wird, falls eine der vorgesehenen Befragten die Teilnahme kurzfristig absagt. Es wird eine möglichst hohe Varianz der rele- vanten Merkmale im Sinne einer hohen theoretischen Sättigung angestrebt (vgl. Akremi, 2019, S. 325 f.), indem nach Möglichkeit alle körperlichen Regionen, also Brust-, Vulva-, Vaginal- und Eierstock- beziehungsweise Gebärmutterkar- zinome, abgebildet sein sollten. Dabei kann eine Frau auch von mehreren Diagnosen gleichzeitig betroffen sein. Dem Ziel der hohen Varianz liegt außer- dem zugrunde, dass die Frauen in bundesweit verschiedenen Kliniken behandelt werden und somit an verschiedenen Selbsthilfegruppen teilnehmen. Da der zu erhebende Forschungsgegenstand ein Konstrukt ist, welches die individuelle Auseinandersetzung mit der kritischen Lebenssituation erfasst, wird somit zusätzlich Varianz in die äußeren Faktoren (ebd.) „ärztliche Behandlung" und „Selbsthilfegruppenteilnahme" gebracht.

Die Teilnahme an der Selbsthilfegruppe sollte mindestens einmal erfolgt sein, da besonders in Hinsicht auf die Nicht-Voreingenommenheit und Offenheit dieser Studie, auch Frauen berücksichtigt werden sollen, welche nach dem ersten Besuch Gründe haben, keinen weiteren zu wünschen. Ansonsten sollte die Teilnahme über einen Zeitraum von mindestens einem Jahr erfolgt sein, um einen nachhaltigen Einfluss einschätzen und vergleichen zu können. „Das Prinzip Offenheit verlangt, dass in dieser Forschungs- als Kommunikationssituation der Erzählperson der ‚Raum' gegeben wird, ihr eigenes Relevanzsystem oder ihr Deutungsmuster zu entfalten, so dass der Erzähler […] die Kommunikation weitestgehend selbst strukturiert und damit auch die Möglichkeit hat, zu dokumentieren, ob ihn die Fragestellung überhaupt interessiert, ob sie in seine Lebenswelt […] einen Platz hat und wenn ja, unter welchem Aspekt sie Bedeutung gewinnt" (Helfferich, 2011, S. 114).

Der Zeitraum zwischen Diagnosestellung und Befragung kann in Abhängigkeit von dem Zeitraum der Teilnahme an der Selbsthilfegruppe gesehen werden (siehe oben), denn Resilienz ist ein relativ stabiles Persönlichkeitsmerkmal, wie in Abschnitt 3.2.2 beschrieben. Der Messzeitpunkt der in Abschnitt 3.1.2 dargestellten Studie zum Kohärenzgefühl und Stressempfinden/-verarbeitung bei Patientinnen mit Mammakarzinom von Schenderlein et al. (2005) lag beispielsweise bei Tag eins oder zwei postoperativ.

Eine weitere Voraussetzung zur Sicherung von Einheitlichkeit für eine adäquate spätere Vergleichbarkeit ist, dass eine Operation in der betroffenen Körperregion als gravierend empfundener körperlicher Eingriff erfolgt ist. Diese geht aus dem Kontext des Abschnitt 3.5 hervor.

Außerdem geht, wie in Abschnitt 3.5.2 erläutert, aus der Literatur hervor, dass die Themen Fruchtbarkeit und Kinderwunsch bei Frauen mit Gebärmutter- und/oder Eierstockkrebs vor der Menopause besonders belastend für das Empfinden von Weiblichkeit sind. Demnach wird dieser Aspekt bei diesen Diagnosen im Vorgespräch erfragt.

Darüber hinaus müssen alle Befragten orientiert, reflexionsfähig und compliant sein, also nicht die Diagnose ignorierend, sondern sich mit ihrem Erleben aktiv auseinandersetzend präsentieren. Des Weiteren ist die Freiwilligkeit zur Teilnahme an der Studie als essenziell anzusehen (vgl. Merkens, 1997, S. 101), deren Entstehung zuvor erläutert wurde (siehe Abschnitt 5.2).

Vor allem die Diagnosen Vulva- und Vaginalkarzinom sind selten und häufig bösartig (siehe Abschnitt 3.5.1.2). Dementsprechend ist das Angebot von Selbsthilfegruppen verhältnismäßig geringer als beispielsweise bei Brustkrebs. Dies wurde bei der Recherche zum Beispiel über die Websites von NAKOS, KOSKON oder das Selbsthilfenetz ersichtlich. Um Betroffene zu erreichen, die die Bereitschaft haben, an der Studie teilzunehmen, werden die zuvor benannten Anlaufstellen deshalb bundesweit kontaktiert. Für eine zielgerichtetere Suche wird nach dem Schneeballsystem bei den Mitarbeitenden dieser Anlaufstellen angefragt, ob sie Kenntnis von betroffenen Frauen haben, welche die zuvor benannten Kriterien erfüllen. Dieses Prinzip soll die Effizienz der Suche erhöhen und zugleich eine Stichprobenverzerrung durch die Beschränkung auf nur einen Personenkreis vermeiden (vgl. Helfferich, 2011, S. 176) und greift darüber hinaus die Struktur der Selbsthilfelandschaft (siehe Abbildung 3.2) auf.

Pre-Test

Zur Eignungsprüfung des Messinstruments wurde ein Pre-Test durchgeführt. Dazu sollte das erste Interview (Mitte Februar) fungieren, um die Validität in Bezug auf den Leitfaden zu sichern (vgl. König, 2016, S. 73). Die Intention war es, nach dem Pre-Test gegebenenfalls den Interviewrahmen und -leitfaden aufgrund von Interpretationsfehlern, welche nach der Auswertung ersichtlich werden könnten, anpassen zu können. Außerdem war es von Interesse, einschätzen zu können, wie hoch der zeitliche Aufwand wird, um bei Bedarf die Anzahl der Interviews anzupassen.

Der Pre-Test stellte heraus, dass der Fragebogen optimal konstruiert wurde, um alle Wirkungsfaktoren zu erfragen und vor allem ein adäquates Ausmaß an Vertrauen bei dieser hochgradig sensiblen und traumatischen Thematik bietet. Dies geschah beispielsweise durch das wiederholte Betonen, die Interviewte solle beim Erzählen auf ihre emotionalen Grenzen hören, wodurch Druck genommen wurde. Das erste Interview hatte ein kurzes erneutes Vorgespräch, dauerte über eineinhalb Stunden und hatte ein zwanzigminütiges Nachgespräch, in dem die Interviewte von sich aus äußerte, dass sie sich wohlgefühlt habe. Da der bereits großzügig geplante Zeitrahmen dennoch nicht ausreichte, um einen angemessen Raum an Zeit für eine maximal vertrauensvolle Atmosphäre zu bieten, bleibt die Interviewanzahl auf die geplanten vier beschränkt. Insgesamt umfasste der Ablauf eine Informations- und Anfragemail, ein Vorgespräch, ein kurzes Begrüßungsgespräch direkt vor dem Interview, das Interview und ein Nachgespräch.

5.4   Auswertung

Die Auswertung des Datenmaterials geschieht mittels Qualitativer Inhaltsanalyse nach Mayring (2015) (siehe Anhang 1). Dem liegt zugrunde, dass zusammenfassend eine fixierte Kommunikation analysiert und gleichzeitig sichergestellt wird, dass das Vorgehen systematisch, regel- und theoriegeleitet ist, um so intersubjektiv nachvollziehbare Rückschüsse auf komplexe Zusammenhänge aufdecken und verstehen zu können (vgl. Mayring, 2015, S. 49). Außerdem wurde diese Methodenwahl auch auf Grund ihrer forschungsökonomischen Fokussierung der Interpretations- und Reduktionsprozesse dem Forschungsgegenstand gegenüber als angemessen erachtet (vgl. Mayring, 2015, S. 50). Ein weiterer Vorteil dieser Methode ist, dass sie qualitativ vorgehend sprachliches Material interpretiert und die dabei gewonnenen Ergebnisse quantitativ durch die Bildung von Kategorien aus den einzelnen Textbausteinen verarbeitet (vgl. Mayring, 2015, S. 8). Die detaillierte Dokumentation jeden einzelnen Interpretationsschrittes ermöglicht, dass das Vorgehen intersubjektiv nachvollziehbar ist und die Ergebnisse leichter vergleichbar mit anderen Studien sind. Somit wird auch die Kritik an fehlender Objektivität und Reliabilität abgemildert (ebd.). Für die Wahl der Auswertungsmethode ist es obligatorisch, dass diese mit der methodischen Erhebungskombination aus problemzentrierten und biographisch-narrativen Anteilen kompatibel ist. Da die Narrationsanalyse in dieser Hinsicht nicht allumfassend ist, wird von ihrer Verwendung abgesehen. Die Angemessenheit der Qualitativen Inhaltsanalyse zeichnet sich an dieser Stelle dadurch aus, dass „retrospektiv erhobenes biographisches Material systematisch nach sehr komplexen psychologischen Variablen" ausgewertet wird (Mayring, 2015, S. 110).

In dieser Forschungsarbeit wurde die Variante der induktiven Kategorienbildung (siehe Anhang 2) angewendet, wobei das Ziel in der Eingrenzung der Textelemente besteht, ohne den inhaltlichen Kern und die Essenz des Materials zu verfälschen. Durch diese Reduzierung (siehe Anhang 3) soll eine Übersichtlichkeit der Daten erzeugt werden, welche immer noch der Grundform des Materials entspricht (vgl. Mayring, 2010, S. 65). Es werden relevante Aussagen in zwei Reduktionschritten durch Paraphrasierung, Generalisierug und

Reduktion zu einem überschaubaren Korpus zusammengefasst. Während des Verallgemeinerungsprozesses wurden die Kategorien[2] direkt aus dem Textmaterial herausgebildet (vgl. Mayring, 2015, S. 85).

Durch die wissenschaftstheoretische Zuordnung der Qualitativen Inhaltsanalyse zur Hermeneutik wurden möglichst alle theoriegeleiteten Vorannahmen (siehe Kapitel 3) der Forscherin im ersten Reduktionsschritt zu vorläufigen Kategorien zurückzustellen. Zur Bildung der Hauptkategorien im zweiten Reduktionsschritt wurden lediglich theoretische Erwägungen in Form des Kohärenzsinnes und der weiblichen Identität (siehe Abschnitt 3.1 und 3.5.2) hinzugezogen, da der Text allein kein Ordnungskriterium in der Zusammenfassung vorgab (vgl. Mayring, 2015, S. 87).

Um die Nachvollziehbarkeit des Verfahrens zu sichern, wurde durch eine transparente Dokumentation ein strukturierter Kodierleitfaden konzipiert, welcher Regeln für jeden Interpretationsschritt enthält (siehe Anhang 10). Jede Kategorie sollte auf die Textpassagen, die ihr zugrunde liegen, zurückführbar sein (vgl. Mayring, 2015, S. 49 ff.), um dem Ziel einer jeden qualitativen Forschung, nämlich dem Anstreben eines „[…] angemessenen Umgangs mit Subjektivität" (Helfferich, 2011, S. 155) gerecht zu werden. Der Kodierleitfaden enthält diesbezüglich einzelne Kategorie-Definitionen, Ankerbeispiele und Kodierregeln als Orientierung zur Zuordnung der Aussagen, wodurch die Rückschlüsse auf relevante Inhalte der Kommunikation gewährleistet werden (vgl. Mayring, 2015). An dieser Stelle ist inhaltlich anzumerken, dass die Kategorien, trotz der grundlegend induktiven Auswertungsmethodik, auf dem Kohärenzsinn (siehe Abschnitt 3.1) und theoretischen Erkenntnissen zur weiblichen Identität von Krebspatientinnen (siehe Abschnitt 3.5.2) basieren. Hierbei sollen die Kategorien des Kohärenzsinnes nicht trennscharf abgegrenzt werden, da sie inhaltlich zum Teil ineinandergreifen können. Es wird innerhalb der Forschungsfrage theoriegeleitet aus einer heuristischen Perspektive auf das Feld des Selbsthilfegruppen-Settings geschaut, die den Kohärenzsinn als theoretische Grundannahme innehat. Der Kodierleitfaden versteht sich zusammenfassend als Instrument, um die dahingehenden relevanten Textstellen zu finden und ins Zentrum zu setzten.

Die Auswertungs- und Kontexteinheit, also die Reihenfolge der zu analysierenden Textteile und der größte Textbestandteil fielen bei der Zusammenfassung zusammen. Demnach wurde beim ersten Reduktionsdurchlauf jedes Interview einzeln durchgegangen und vorläufige Kategorien (K) gebildet (siehe Anhang

---

[2] Dabei ist anzumerken, dass das Gendering der Interviewten in allen Auswertungsschritten dort übernommen wird, wo sich bestimmte Aussagen nur an eine Geschlechtergruppe richten. Denn diese geben Aufschluss über relevante Bedeutungsinhalte der Erzählungen (siehe Kapitel 7).

12b). Im zweiten Reduktionsdurchlauf wurde die Gesamtheit der vier Interviews inkludiert (siehe Anhang 12c).

Jede vollständige Aussage der Interviewten wird als Kodiereinheit, dem kleinsten Textbestandteil, der unter eine Kategorie fiel, festgelegt. Durch die Streichung doppelter Äußerungen, die Bündelung und die Integration zusammenhängender Aussagen im zweiten Durchlauf werden neue fallspezifische Aussagen als übergreifende Kategorien (K') konstruiert. Diese haben dadurch ein höheres Abstraktionsniveau als die des ersten Durchlaufs.

Von einem Member Check also einer Zurückspiegelung an die Befragten, inwiefern sie sich in den gebildeten Kategorien wiederfinden konnten, wurde abgesehen. Dieser hätte geholfen die Kategorien besser einzuordnen, wodurch sich die Glaubwürdigkeit der Ergebnisse erhöht hätte (vgl. Moser, 2014, S. 84 f.). Jedoch besteht die Gefahr einer Retraumatisierung durch die Konfrontationen mit dem Gesagten. Der Schutz der Befragten wird deshalb höher priorisiert. Würde von einer Befragten der Bedarf geäußert werden, Zugang zur Forschungsarbeit und dem eigenen Transkript inklusive Auswertungstabellen zu erhalten, würde dem zu jeder Zeit ad hoc entsprochen.

Spezifika im Auswertungsprozess

Die Transkriptionsregeln nach Dresing und Pehls Praxisbuch zu Interview, Transkription & Analyse (2018), welche bereits in Abschnitt 5.3 genannt wurden, wurden dem Forschungsgegenstand individuell angepasst (siehe Anhang 9), da beispielsweise ein tiefes Luftholen bezüglich der Sensibilität der Thematik besonderer Beachtung bedarf. Die Berücksichtigung dieser emotionalen Anteile in den Äußerungen wird in den Paraphrasen aufgefangen, da diese sich als sinngemäße Übersetzung des Wortwörtlichen verstehen (vgl. Mayring, 2015, S. 70–72). Des Weiteren werden bei der Generalisierung emotionsträchtige Ich-Botschaften in der ersten Person Singular festgehalten, wobei sich im Allgemeinen an die dritte Person Singular gehalten wird.

Ergebnisdarstellung

6

Strukturierung und Vorgehen

Im folgenden Kapitel werden die ausgewerteten Ergebnisse dargestellt, um die zuvor erläuterte Forschungsfrage (siehe Kapitel 2) zu beantworten. Die Herausforderung für die Darstellung der induktiv ausgewerteten Ergebnisse ist dabei, eine nachvollziehbare Struktur zu gestalten, die zum einen der Beantwortung der Forschungsfrage gerecht wird und zum anderen die Vulnerabilität der Thematik aufgreift.

Der Aspekt der Vulnerabilität und Betroffenheit der Interviewten spiegelt sich durch die Länge der Interviews und die Verteilung der Sprechanteile mit einem deutlichen Übergewicht hinsichtlich der Befragten wider. Diese zeigen, wie stark die interviewten Frauen in die Narration gefunden haben. Das Interview bot den Frauen eine Plattform, ihr subjektives Erleben dieses lebensgeschichtlichen schwerwiegenden Ereignisses frei aussprechen zu können. Da der Kontakt nur telefonisch und nicht Face-to-Face stattfand, haben die Vorgespräche dabei für Vertrauen und Nähe im Offenlegen dieser sensiblen Thematik gesorgt und hierdurch den Redefluss gefördert. Dieser hohe Sprechanteil und die Rückmeldungen im Nachgespräch spiegeln die Relevanz und den Bedarf der Frauen wider, ihrer Vulnerabilität und ihrer Erfahrung eine Form und einen Ausdruck geben zu wollen. Auf dieser Grundlage konnten 45 Kategorien (siehe Anhang 12c) abgeleitet werden, welche auf ein Niveau abstrahiert wurden, das niedrig genug ist, den Bedeutungsinhalt des subjektiven Sinnes der Aussagen der

Ergänzende Information Die elektronische Version dieses Kapitels enthält Zusatzmaterial, auf das über folgenden Link zugegriffen werden kann https://doi.org/10.1007/978-3-658-36934-7_6.

A.-F. Sayin, *Der Einfluss auf das Resilienzerleben durch die Teilnahme an einer Selbsthilfegruppe*, https://doi.org/10.1007/978-3-658-36934-7_6

Befragten wiederzugeben und gleichzeitig hoch genug, um diesen zusammengefasst und übergeordnet abzubilden. Da die Rekonstruktion des subjektiven
Sinnes der Aussagen der befragten Frauen, also die Adressatinnenperspektive, im
Mittelpunkt dieser Forschungsarbeit steht, wurden darauf basierend die Begriffe
beziehungsweise Kategorien aus dem Erzählen der Frauen herausgebildet. Durch
dieses induktive Vorgehen wird höchste Nähe zum subjektiven Erleben dieser
vulnerablen Krisensituation gesichert und im Folgenden Wert daraufgelegt, aussa-
gekräftige und für die Beantwortung der Forschungsfrage bedeutungsvolle direkte
Zitate zu nennen. Dazu werden die Kategorien, wie in Abbildung 6.1 visualisiert,
unter Kernkategorien gruppiert und dargestellt. Die Daten werden diesbezüglich
so konzeptualisiert, dass Gemeinsamkeiten und Unterschiede, die zur gleichen
Kategorie führen, als zusammengefasste Kernaussagen aufgeführt werden.

Insgesamt können die Ergebnisse aus einer theoriegeleiteten[1] und ethisch-
moralischen Perspektive betrachtet werden. Würden alle Kategorien zusammengefasst eine übergeordnete Kernaussage treffen, würde diese sich auf den Bedarf
der interviewten Frauen beziehen, in dieser maximal vulnerablen Krisensituation
aufgefangen, verstanden und gesehen zu werden. Diese Grundaussage ist eng
mit dem Kohärenzgefühl konnektiert, da es hierbei um die eigene Verstehbarkeit
und die Realisierung der Situation geht sowie das Erleben, von Außenstehenden
authentisch verstanden zu werden. Dieser Zustand wiederum stärkt die Handhabbarkeit der Situation und kann durch eine höhere Sinnhaftigkeit zusätzlich
positiv verstärkt werden. Aus einer ethisch-moralischen Perspektive betrachtet
steht ein würdevoller Umgang für die interviewten Frauen im Vordergrund, denn
der absolute Kontrollverlust bezieht sich zum einen auf die Entstehung dieser
Erkrankung, zum anderen aber auch auf Behandlung, in der die Angewiesenheit
auf die medizinische Versorgung überlebensnotwendig ist. Auch das Aufgefangen
werden durch sich selbst, das persönliche Umfeld, psychoonkologische Unterstüt-
zungsangebote, den Glauben an eine höhere Macht und die Teilnahme an einer
Selbsthilfegruppe sind bildlich vorgestellt wie Lianen an denen sich die Frauen
in diesem freien Fall festhalten können. Je mehr dieser hilfreichen Ressourcen
vorhanden sind, desto weniger tief ist der Fall. Dieses Bild versteht sich auch
als Synonym für die Stärkung beziehungsweise Schwächung des Kohärenzsinnes und somit auch des subjektiven Resilienzerlebens. Auch wenn der Fokus der
Forschungsfrage auf dem Einfluss der Teilnahme an einer Selbsthilfegruppe auf
das Resilienzerleben liegt, werden im Sinne einer holistischen Sichtweise (siehe

---

[1] Das Auftreten von Termini des Kohärenzsinns dient lediglich der Gruppierung der Kategorien zur Darstellung. Hierbei findet kein Transfer zur Theorie statt.

Kapitel 4) alle relevanten Aspekte in der Darstellung aufgeführt, die das Resilienzerleben gravierend beeinflussen. In der anschließenden Diskussion können hierdurch übergeordnete Rückschlüsse auf das erfolgen, was Selbsthilfegruppen als Teil des Gesundheitssystems hinsichtlich der Forschungsfrage erbringen oder nicht erbringen können und was dies für die Sozialarbeiterische Praxis bedeutet.

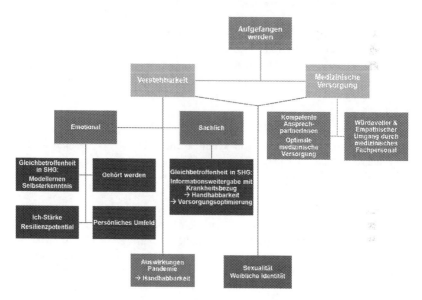

Abbildung 6.1   Struktur der Ergebnisdarstellung. (Eigene Darstellung)

Darstellung
Der allem übergeordnete Bedarf, aufgefangen zu werden, teilt sich inhaltlich in zwei Kernkategorien auf. Dazu zählt die Verstehbarkeit und die Medizinische Versorgung. Die Beschreibung des freien Falles und der Lianen zum Festhalten im vorherigen Absatz (siehe *Strukturierung und Vorgehen*) gibt diesem Bedarf eine bildliche Form. Ist der Zugang zu Ressourcen gegeben, um Verstehbarkeit zu erleben und sich medizinisch optimal versorgt einzuschätzen, ist man „ziemlich weich gefallen" (siehe Anhang 12a, B I4, Transkript, Pos. 164). Dieser, von einer interviewten Frau eigens beschriebene *weiche Fall* versteht sich so wie das sprachliche Bild der Lianen als Synonym zur Forschungsfrage. Wie sich dieses

weiche Fallen konkret ausgestaltet und wie dies die Forschungsfrage beantwortet, wird im Folgenden dargestellt.

Verstehbarkeit
Der Begriff der Verstehbarkeit hat in dem Bedeutungskontext der Aussagen der interviewten Frauen zwei Komponenten inne. Dies ist zum einen die Persönliche und Emotionale, zum andern die Sachliche. Zunächst wird sich auf Erstere bezogen. Der gesamte Prozess des Verstehens wird dabei als jahre-/ lebenslanger Prozess der Realisierung und des Umgangs mit der Erkrankung beschrieben, wobei Progredienzangst (Fortschreiten der Krankheit) und Angst vor einem Rezidiv (Wiederauftreten der Krankheit) zusätzlich ständige Begleiter sind (siehe Anhang 12c, K'28). Auch wenn die Diagnose rational verstanden wird, sind unbewusste Flashbacks präsent durch die Erinnerung an den Verlust von Körperteilen durch die Operation (siehe Anhang 12b, BI4, K16). Dieser Prozess nimmt dementsprechend eine besonders bedeutungsvolle Rolle in der Biographie dieser Frauen ein und ist somit auch für die Beantwortung der Forschungsfrage hochgradig relevant.

Emotionale Komponente der Verstehbarkeit
Die emotionale Komponente der Verstehbarkeit umfasst vier Teilbereiche. Dabei hat das Erleben von Gleichbetroffenheit, vor allem in einer Selbsthilfegruppe, eine der zentralsten Bedeutungen für die interviewten Frauen. Durch dieses Erleben entsteht durch die Konfrontation mit anderen Umgangsarten eine Art Modellernen und Selbsterkenntnis zur eigenen Haltung zum Sinn des Lebens.

Gleichbetroffenheit
Die Motivation zur Selbsthilfegruppenteilnahme ergibt sich zum einen durch einen schlechten psychischen Zustand (siehe Anhang 12c, K'2) als Folge des Schockerlebnisses der Diagnose: „Ja, das war ein absoluter Schock." (siehe Anhang 12a, B I1, Transkript, Pos. 17) Ich „kam dahin in einem sehr schlechten psychischen Zustand." (siehe Anhang 12a, B I1, Transkript, Pos. 5) „Und ich habe halt überall nach Möglichkeiten gesucht, äh, mir Hilfe zu holen und die Selbsthilfegruppe, also, war eine Möglichkeit, die ich dann da angegangen bin." (siehe Anhang 12a, B I1, Transkript, Pos. 7) Wobei die Suche nach Gleichbetroffenen ein weiterer Motivator ist.

Ich „habe danach gelechzt, jemand Gleichgesinnten zu finden, und habe mich dann auch gleich ans Telefon gehangen und war dann megadankbar, als dann die Ersten, also ne, im Fall XY hat mich die Frau XY angerufen. Mit der sind Sie ja auch im

Kontakt, das weiß ich. Ne, da war ich superdankbar für. Das war, das war, das war der kleine Sechser im Lotto in dieser Situation, weil da weiß man, die verstehen einen." (siehe Anhang 12a, B I4, Transkript, Pos. 23–25)

Im Gegenzug zu diesem Bedarf, aufgefangen zu werden, kann auch der Wunsch andere in der Selbsthilfegruppe durch die eigene Erfahrung zu schützen, zur Teilnahme motivieren:

„Ähm, ich bin hauptsächlich auch in die Selbsthilfegruppe gegangen, weil ich anderen Patientinnen helfen möchte, damit sie von meiner Erfahrung profitieren können. Und weniger umgekehrt. (.......) Ich bekomme aber mit, dass andere Patientinnen, äh, die zum Teil sehr frisch diagnostiziert, noch vor der großen Operation in die Gruppe kommen, dass die sehr dankbar sind für Austausch und Ratschläge. Und ich merke auch, dass in der WhatsApp-Gruppe, ähm, sehr offen geschrieben wird über Kompetenzzentren, wie wichtig das ist, dass die Operation in einer guten Klinik, äh, stattfindet. Also ich glaube, dass eine Selbsthilfegruppe sehr, sehr hilfreich ist. Aber es gab eben zu dem Zeitpunkt, als ich erkrankt war, frisch erkrankt war, gab es keine Selbsthilfegruppen." (siehe Anhang 12a, B I2, Transkript, Pos. 45)

Insgesamt stellt die Selbsthilfegruppe also eine Plattform zum Entwickeln eines Synergieeffektes dar, welcher durch ein Geben und Nehmen von Gleichbetroffenen zur Existenz findet. Gleichbetroffenheit, ein Wir-Gefühl als Kollektiv und die Möglichkeit zur Identifikation entstehen durch die Begegnung in gleicher Erfahrung. Die Todesangst ist dabei das grundlegend verbindende Element, welches für Egalität, Zugehörigkeit und Verstehen untereinander sorgt (siehe Anhang 12c, K'1).

„So, das zeigt so, gewissen Parallelen sind doch da und einfach dieses/ diese (unv.), die man hat. Und die Angst, die so latent ist (unv., wegen Verbindung) kommt oder nicht, ähm das haben wir gemeinsam. Und das tat dann gut, nicht jedes Mal erklären zu müssen, wie ich mich fühle // Mhm. (Hörerbestätigung) //, was ich durch gemacht habe. Das habe ich ja einmal erzählt und dann wussten sie das. // Ja. // Ähm ja, wie sagt man so, man sitzt in einem Boot. // Ja. // Ja. Und das hat sich schon gut angefühlt. Und natürlich (Audioaufnahme unterbrochen) (unv.) // Mhm, mhm. (Hörerbestätigung) //, denn, wenn das nicht gewesen wäre, dann wäre ich wahrscheinlich nicht nochmal hingegangen, weil es schon ein sehr, ja, sensibles Thema ist." (siehe Anhang 12a, B I3, Transkript, Pos. 27)

Der kleinste gemeinsame Nenner im Verstehen untereinander ist demnach die Todesangst. Um jedoch eine spezifischere und tiefergehende Verstehbarkeit durch eine Selbsthilfegruppe zu erleben, sind weitere Faktoren ausschlaggebend. Dazu zählen die Teilnehmerinnenanzahl, die Diagnosevielfalt und das Stadium (siehe Anhang 12c, K'3). „Mittlerweile bin ich sehr gut informiert. Und da hat tatsächlich die Selbsthilfegruppe, (...) geholfen, die ich gefunden hatte. Ähm, es gibt für Vulva Karzinom leider nicht so viele Selbsthilfegruppen." (siehe Anhang 12a, B I3, Transkript, Pos. 19) Die Diagnosen Vulva- und Vaginalkrebs treten im Verhältnis zu den anderen hier thematisierten Diagnosen seltener auf (siehe Abschnitt 3.5.1.2), weshalb es dementsprechend auch seltener Selbsthilfegruppen mit geringen Teilnehmerinnenanzahlen gibt als beispielsweise für Brustkrebsbetroffene. Doch gerade hier wird der Bedarf als hoch beschrieben, mit Gleichbetroffenen in einen Austausch zu finden, da entsprechend der Körperregion diese Diagnosen die Intimität am stärksten betreffen und Gesprächsbedarfe besonders spezifisch und sensibel machen. Das Verstehen ist also über die Todesangst hinaus je nach Diagnose spezifiziert und bedarf dementsprechend unterschiedliche Gesprächsinhalte. (Detailliertere Erkenntnisse zur Intimität folgen unter der Kategorie *Sexualität und Weibliche Identität*.) Die Folge dieser Gegebenheit ist, dass Frauen mit den Diagnosen Vulva- und Vaginalkarzinom in diagnoseübergreifenden Selbsthilfegruppen zu Genitalkrebs gehen und die Gleichbetroffenheit zu gering ist, um einen möglichst hilfreichen Benefit zu erleben. Auch die größere Anzahl an Teilnehmerinnen nimmt die persönliche Atmosphäre, die es braucht, um über ein Maximum an Intimität in Verbindung mit Trauma sprechen zu können:

> „//Ja. Ich// denke, das hängt sicher auch, ne, mit den verschiedenen Diagnosen zusammen, bei dieser großen Genitalien Krebsgruppe, und einfach auch eben dann mit der Menge der Frauen so. Ne, dann ist das, wie gesagt, mir gefällt so etwas nicht, wenn das zu viele Frauen sind. Das bringt dann nichts, finde ich." (siehe Anhang 12a, B I4, Transkript, Pos. 7) „Leider ist es bei der Gruppe so, dass es ja nicht nur Vulvakarzinompatientinnen sind, sondern ähm die Selbsthilfegruppe heißt: „Für Unterleibskrebs". Also da ist Eierstock (Audioaufnahme unterbrochen), Gebärmutter, wie auch immer, ähm und ich habe erst gesagt, ob ich überhaupt da gut aufgehoben bin, weil die ja gar nicht meine Krankheit haben, aber ich habe mich dann einfach mal darauf eingelassen, weil ich ja gemerkt habe, (?es gibt in dem Kreis nichts anderes)." (siehe Anhang 12a, B I3, Transkript, Pos. 27) Ich „habe mich sehr erschrocken über die Einträge, die ich da gesehen habe. Was mir am meisten in Erinnerung geblieben ist, ähm, war, dass da von Metas die Rede war, und zwar Metas für Abkürzung und verniedlicht für Metastasen. Und das hat bei mir dazu geführt, dass ich sofort gedacht habe: Um Himmels willen, ähm, das passt nicht. Da gehöre ich nicht dazu. Ähm, [...] diese Erfahrung habe ich später im Zusammenhang mit der Selbsthilfegruppe, wo wir uns tatsächlich getroffen haben in einem Raum, in ähnlicher Weise stattgefunden/ Ähm, also ich habe sofort den Eindruck gehabt, dass ähm, dass es sich um eine heterogene Gruppe handelt, und dass es eine Rolle spielt, äh, in was für einem Stadium man ist, ob man gerade sensibel ist, äh, wie weit man mit der Behandlung ist und so weiter. Also äh, ich habe sofort den Eindruck gehabt, ich muss auf mich aufpassen, hm, wenn ich mich mit anderen Erkrankten austausche." (siehe Anhang 12a, B I2, Transkript, Pos. 11)

Entsteht durch die Teilnahme jedoch ein hoher Benefit in der Verstehbarkeit durch die Gemeinschaft Gleichbetroffener, wird die Selbsthilfegruppe insgesamt als Rettungsanker bezeichnet, welcher Zusammenhalt und Freundschaft bietet (siehe Anhang 12c, K'44). Im Gegenzug wird der Austausch mit Mitmenschen ohne Betroffenheit aufgrund mangelnder Nachvollziehbarkeit als isolierend bezeichnet (siehe Anhang 12c, K'19).

> In „meinem Freundes- und Bekanntenkreis. Und ich fühlte mich ausgesprochen allein. Also behindert, Lymphödem. Meine Freundinnen haben im Sommer luftige Sommerkleidchen an, und ich renne da mit Kompressionsstrumpfhosen rum, das ist schon eine Sache, an die man sich sehr, sehr mühsam gewöhnen muss. Also diese Folgeschäden in, in/ Also alle Folgeschäden." (siehe Anhang 12a, B I2, Transkript, Pos. 77)

Selbsterkenntnis und Modellernen
Die Diagnose Krebs und die damit verbundene Konfrontation mit dem eigenen Tod kann Fragen nach der Sinnhaftigkeit des Lebens zur Folge haben. Die Suche nach dem „Wieso" kann in einer Selbsthilfegruppe durch Konfrontation mit der Häufigkeit der Erkrankung relativiert werden (siehe Anhang 12c, K'37): „Und dass es im Grunde, ähm, doch so etwas wie jeden treffen kann, und dass/ Also (..) äh, das hat auf jeden Fall zu einer Entlastung geführt" (siehe Anhang 12a, B I2, Transkript, Pos. 127). Dabei wird auch geäußert, dass ein beruflicher Hintergrund im Sozialwesen zu dem Wissen beiträgt, dass es jeden treffen kann. „Dadurch, dass ich als Sozialarbeiterin sehr viel mit chronisch Erkrankten zu tun habe, habe ich das jetzt nicht als, also, als konkret gegen mich gerichtet empfunden, weil ich einfach weiß, dass es sehr viele schlimme Krankheiten gibt." (siehe Anhang 12a, B I1, Transkript, Pos. 161) Der Frage nach dem Sinn des Lebens untergeordnet können auch weitergehende Selbsterkenntnisse erfolgen. Beispielsweise in Bezug auf die Prioritätensetzung und eigene Privilegien (siehe Anhang 12c, K'43) oder der Selbstbestimmtheit als oberste Prämisse im Kampf gegen den Krebs (siehe Anhang 12c, K'40).

> „Aber ich habe mich dann irgendwann mal auf (unv.) Dame gefragt: „Ey, warum machst du schon wieder eine Chemotherapie, und immer wieder und immer wieder und immer wieder?" Und da muss man dann halt, das ist dann das Interessante, da sind Menschen, die sehr an ihrem Leben klammern, und an jedem Strohhalm, und jede Therapie über sich ergehen lassen. Sie hören das schon an der Wertung, die ich da ungewollt oder mehr oder weniger gewollt abgebe, das ist nicht meins. Also entweder kriege ich mein Leben so, wie ich das möchte, oder ich will es nicht. Und wenn mich dann der Teufel holt, dann holt er mich. Aber ich würde nicht 99 Chemotherapien über

mich ergehen lassen. Ich würde mir nicht alles wegschneiden lassen, weil ich möchte/
fand mein Leben vorher so nicht schlecht und so möchte ich leben. Natürlich wäre
ich viel lieber Balletttänzerin am Staatsballett in Moskau oder so, oder Sängerin und
würde in Hollywood leben – ja, ist aber nicht, dafür bin ich zu fett und kann nicht
singen, so. Ne, das meine ich nicht, aber so gefällt mir mein Leben. Und das habe ich
eigentlich auch wieder haben wollen." (siehe Anhang 12a, B I4, Transkript, Pos. 76)

Insgesamt wird beschrieben, dass die Konfrontation mit der Endlichkeit und
dem Sinn des Lebens in Selbsthilfegruppe zu mehr Wertschätzung gegenüber
Kleinigkeiten und der Normalität führen (siehe Anhang 12c, K'16).

Ich „glaube, ich bin schon schneller zufrieden oder, wie gesagt, auch dankbar, aber
ja, ich glaube, auch für die kleinen Dinge oder ähm. Früher, ja, wenn man jünger ist
da, oder wie es bei mir auch sicher war, ich hatte immer viel nach Highlights oder
tollen Sachen, tollen Erlebnissen gesucht und, und jetzt bin ich oft schon zufrieden,
wenn einfach die Sonne scheint und die Vögel zwitschern und, also, das ist schon,
schon gelassener geworden. Man wird sicher auch mit dem Alter gelassener, aber so
eine Diagnose zwingt einen dann nochmal viel mehr in die Knie." (siehe Anhang 12a,
B I1, Transkript, Pos. 193) Man „ist dann schon über solche Dinge schon auch sehr,
sehr froh, ne, und ach, ein Tag ohne Schmerzen, wie wunderbar, ne." (siehe Anhang
12a, B I1, Transkript, Pos. 197) „Dass sich die Prioritäten verschieben einfach auch,
ne. Gesundheit ist das allerhöchste Gut und ein Tag ohne Depression, ein Tag ohne
Schmerzen, das kriegt alles eine viel höhere Wertigkeit als vor der Krankheit." (siehe
Anhang 12a, B I1, Transkript, Pos. 199)

Neben der Selbsterkenntnis kann auch das Modelllernen durch die Heterogenität
im Umgang mit und der eigenen Haltung innerhalb einer Selbsthilfegruppe ein
hilfreicher Faktor sein, um wieder Lebensmut zu schöpfen (siehe Anhang 12c,
K'17).

„Und schön, zu sehen, dass auch die Frauen mit 70 noch herzlich lachen und, und
die sind, die haben echt so diese Altersweisheit und, ja, da, da will man irgendwie
selbst auch hin" (siehe Anhang 12a, B I1, Transkript, Pos. 201) „Ja, durchaus auch so
Modelllernen, ne, und so kannst du auch damit umgehen." (siehe Anhang 12a, B I1,
Transkript, Pos. 209) „Also, das öffnet schon den Horizont." (siehe Anhang 12a, B
I1, Transkript, Pos. 211) „Das hat damit zu tun, dass ich eben erst so zeitverzögert zu
der Gruppe gestoßen bin, und dann mit dem Umstand, dass ich eben so ein seltenes,
frühes Stadium habe. Das ist natürlich auch für die Patientinnen, die ums Überleben
kämpfen, äh, eine schwierige Situation, wenn da so ein Hüpfer vorbeikommt wie ich,
der sagt, äh: „Ja, aber wieso? Sterben ist doch, das ist, das ist doch gar kein Thema."
Ähm, da trifft man sich einfach nicht auf Augenhöhe. Und ähm, ich finde das aber
auch gerade ganz schön, dass wir eben so eine inhomogene Gruppe sind, und dass
wir" (siehe Anhang 12a, B I2, Transkript, Pos. 97) „äh, uns in Toleranz üben müssen
miteinander. Ich finde das ganz gut." (siehe Anhang 12a, B I2, Transkript, Pos. 99)

Im Sinne der Erkenntnis dieser Heterogenität werden folgende Effekte beschrieben. Durch die medizinische Behandlung können Folgeschäden wie Schmerzen an den operierten Körperstellen oder Lymphödeme entstehen, die für die interviewten Frauen auch langfristig ständige Konfrontation mit der Erkrankung bedeuten. Besonders durch die individuelle Ausprägung dieser Folgen kann Unsicherheit im Umgang damit entstehen. Dabei kann das Erleben von anderen Umgangsarten der Gleichbetroffenen, die retrospektiv Erfahrungswerte bezüglich der Entwicklung dieser Belastungen mitteilen können, Hoffnung im Umgang mit diesen Folgeschäden mit sich bringen (siehe Anhang 12c, K'32):

> „Da war auch eine Teilnehmerin, die erzählt hat, dass zum Beispiel die Stiche im Brustkorb oder die Schmerzen an der operierten, bestrahlten Brust, dass die mit der Zeit weniger werden, ne." (siehe Anhang 12a, B I1, Transkript, Pos. 119) „Das hat mir auch Mut gemacht, weil, ich hatte da sehr mit zu kämpfen und zum Teil noch bis heute mit Stichen und Schmerzen." (siehe Anhang 12a, B I1, Transkript, Pos. 121)

Auch das Loslassen der Todesangst ist, in Anlehnung an die vorherige Ausführung ihrer zentralen Relevanz, besonders bedeutsam für die interviewten Frauen:

> Die „hat auch gesagt, sie weiß, dass diese Angst da ist und wieder kommt. Ähm und im Prinzip kann es auch jeden treffen, der bisher noch nichts hatte, aber was nützt es denn, jetzt darüber sich den Kopf zu zerbrechen. Einfach nach vorne gucken." (siehe Anhang 12a, B I3, Transkript, Pos. 29)

Gehört/ Gesehen werden
Ein weiterer Teilbereich der emotionalen Komponente der Verstehbarkeit ist der Bedarf, gehört und gesehen zu werden. Dieser beginnt innerhalb dieser Vulnerabilität schon beim ersten Besuch in der Selbsthilfegruppe. Das Willkommenheißen spielt eine ausschlaggebende Rolle für die anschließende Überlegung, der Gruppe auch weiterhin beizuwohnen:

> Ich „bin da sehr herzlich empfangen worden und, ja, habe mich auf Anhieb da sehr wohl gefühlt." (siehe Anhang 12a, B I1, Transkript, Pos. 9) „Weil ich würde (?immer) davon ausgehen, man kommt in einen Raum rein, man begrüßt sich, und dann kümmere ich mich erstmal um die Neuen, so, weil denen ist das unangenehm. (...) Das war in XY nicht so, während das in der anderen Selbsthilfegruppe, das war dann gleich so, ähm, sehr herzlich, Liebe auf den Blick, auf den ersten Blick. Wobei ich nicht sagen will, dass die anderen nicht herzlich, herzlich waren. Aber das ist immer ganz wichtig, angenommen zu werden, und da habe ich halt zwei verschiedene Erfahrungen gemacht, so. Und ähm, für Frauen, die dann so dabeisitzen einfach, und hm,

und sowieso unsicher sind mit ihrem ganzen Elend, ist das dann nicht so schön, wenn man die nicht sofort anspricht." (siehe Anhang 12a, B I4, Transkript, Pos. 3)

Bei der folgenden Aussage geht es neben dem Bedarf gehört und ernst genommen zu werden, auch um die Sorge, sich zurückhalten zu müssen, da es anderen in der Gruppe wohlmöglich schlechter gehen könnte:

„Aber hm, trotzdem, ähm, gelte ich mit meinen jahrelangen, also (?dass das)/ Erfahrungen, hm, mit den Folgeschäden oder auch, ähm, schon als so etwas wie ein alter Hase. Und das ist schon schön zu sehen, hm, dass die Frauen auch mir zuhören, obwohl ich eben so ein frühes Stadium habe und andere Beschwerden habe als, ähm, die Frauen in der Selbsthilfegruppe, ähm, mitzubekommen, dass ich da hinkommen kann, ernstgenommen werde, wahrgenommen werde und genauso, ähm, mitsitzen kann, wie die anderen auch, auch wenn ich die Einzige bin mit einem frühen Stadium." (siehe Anhang 12a, B I2, Transkript, Pos. 139)

Diese Bedenken können ein losgelöstes Reden einschränken und werden auch wie folgt beschrieben:

„Wobei ich mich ja dann immer noch zurückhalte, weil ich in einer etwas anderen Situation bin, wo man dann selbst in dieser Vulvakarzinomgruppe nicht immer unbedingt das sagt, so, was man sagen möchte, weil man den anderen nicht zu nahetreten will. Weil ich dann ja doch noch in einer anderen Situation bin. Das ist dann schwierig." (siehe Anhang 12a, B I4, Transkript, Pos. 148-150)

Insgesamt wird jedoch die Offenheit in Selbsthilfegruppe positiv konnotiert und als ausschlaggebend für das gruppeninterne Verstehen und die daraus resultierende eigene Verstehbarkeit stark betont (siehe Anhang 12c, K'29).

Ich-Stärke/ Resilienzpotential
Die Ich-Stärke und das eigene Resilienzpotential ergeben einen weiteren Teilbereich der emotionalen Komponente der Verstehbarkeit. Besonders für zwei Frauen ist die Abhängigkeit von der vorherigen Verfügbarkeit ihrer Resilienzressourcen zentral auf ihrem Weg mit ihrer Krisensituation einen Umgang zu finden (siehe Anhang 12c K'26):

„Also, ich glaube, dass ich von Natur aus durch die Ereignisse, die ich früher hatte über mein Leben verteilt, schon einiges an Resilienz vielleicht auch verloren habe oder nie so resilient vielleicht auch war wie viele andere Menschen." (siehe Anhang 12a, B I1, Transkript, Pos. 81) „Und dadurch hat es mich da schon sehr stark getroffen, ne, (..) diese Diagnose." (siehe Anhang 12a, B I1, Transkript, Pos. 83) Meine „eigene Widerstandskraft. Äh, die Möglichkeit, sachlich zu bleiben, zu recherchieren. Und dann tatsächlich auch meine Hartnäckigkeit, ähm, Arztbesuche zu tätigen und

viel, viel, viel Herzblut da reinzulegen, gute Ärzte zu finden." (siehe Anhang 12a, B
I2, Transkript, Pos. 53)

Als weitere Ressource im Umgang mit der Krebserkrankung wird die Berufstätigkeit benannt, welche als sinngebend und ablenkend wirkt (siehe Anhang 12c,
K'25). Auch die Orientierung durch den Glauben an Gott kann Kraft sowie Trost
spenden (siehe Anhang 12c, K'23):

> Aber „eine gewisse Rolle spielt es auch, ähm ich bin katholisch und auch gläubig. (…)
> (?Ich lag im Bett) tagsüber mal, so ein bisschen so auf der Seite, diese Embryonal-
> stellung, nennt man das, glaube ich // Ja. //, ne, wenn man da so liegt und da hatte ich
> von jetzt auf gleich so das Gefühl, dass ich ähm umarmt und so leicht hochgehoben
> werde. Also, // Ja. //, da kriege ich, wenn ich dran denke schon wieder eine Gänsehaut.
> Das fühlte sich wirklich so an, als wenn der liebe Gott mir sagen wollen würde, so:
> „Komm, ich nehme dich in den Arm und wir kriegen das schon wieder hin, ich passe
> auf dich auf."" (siehe Anhang 12a, B I3, Transkript, Pos. 23) „Und dann ging (unv.)
> an einer Stelle dieser Wolkenhimmel auf und da kam die Son/ also, blauer Himmel
> und die Sonne kurz raus. // Mhm. (Hörerbestätigung) // Das war nach ein paar Sekun-
> den auch wieder weg und da habe ich gedacht: „Das gibt es doch gar nicht. Hat er mir
> jetzt gerade ein Zeichen geschickt oder/?" (lachend) // Mhm. (Hörerbestätigung) // Ich
> habe dann auch gar nicht weiter das versucht zu analysieren. Ich habe es dann einfach
> so angenommen, als wäre es das, weil das war auch so eine Art Trost." (siehe Anhang
> 12a, B I3, Transkript, Pos. 23)

Persönliches Umfeld

Das persönliche Umfeld wird von allen interviewten Frauen als gewichtiger
Aspekt innerhalb der emotionalen Komponente der Verstehbarkeit kommuniziert.
Denn ein stabiles Netz im persönlichen Umfeld ist ausschlaggebend für das Kohärenzgefühl und die innere Stärke (siehe Anhang 12c, K'13). Dieses kann sich
auf den Freundes- und Bekanntenkreis, auf die Familie und die Partnerschaft
beziehen:

> „Ich habe dann schon ganz viel so von den Freundinnen, ja, Unterstützung bekom-
> men mental und das muss ich sagen, hat mir unheimlich gutgetan und viel geholfen.
> Also ich fühlte mich wirklich getragen. Ähm. // Schön. // Plus, wir haben diese eine
> Woche als kleine Familie mit unseren beiden Kindern so genossen. Wir hatten auch
> noch ein Zimmer, wo wir alle vier in einem Zimmer geschlafen haben, in so einem
> großen. // Mhm. (Hörerbestätigung) // Und wir haben so viel gekuschelt und anein-
> andergehangen, also richtig, ich habe da nochmal irgendwie so alles aufgesogen, was
> aufzusaugen war. Ich glaube ich habe dann mit meinem Mann 24 Stunden aneinander-
> geklebt. Also immer die Hand gehalten // Ja. // oder Kopf angelehnt, wie auch immer,
> ne. Also, brauchten wir beide auch, ne. Das darf man ja nie vergessen, dass ja der
> Partner da auch mitleidet." (siehe Anhang 12a, B I3, Transkript, Pos. 11).

Dabei ist anzumerken dass, auch wenn es Bezugspersonen im persönlichen
Umfeld gibt, die emotional tief verbunden sind, nicht zwangsläufig in einer Position sind, über diese Thematik zu sprechen. Denn durch die Intimität vor allem
bei den Diagnosen Vulva- und Vaginalkarzinom besteht die Gefahr, die eigene
Intimsphäre zu durchbrechen, während man im selben Moment Beistand von
seinen Nächsten wünscht. Die folgende Aussage gibt diese Ambivalenz wieder:

> „Mein Vater ist über 80. Mein Vater ist aber sehr Computer(?affin) und hat sich
> dementsprechend ins Internet reingehangen. Und ähm, ich durfte dann mit meinem
> 80-jährigen Vater über mein Vulva Karzinom reden, und der dann sagt so: „Hm, was
> weg ist, muss dann weg. Scheißegal, rede nicht so einen Blödsinn." (unv.) meine
> Meinung ist nicht: Leben um jeden Preis, so, ne. Ähm, das war befremdlich, lustig,
> aber auch wunderschön, so, das mit dem eigenen Vater (lacht) durchzukauen." (siehe
> Anhang 12a, B I4, Transkript, Pos. 33)

Die Erfahrung, im privaten Umfeld aufgefangen zu werden, kann auch als negati-
ves Pendant erlebt werden. Dies drückt denselben Bedarf aus, durch ein Netzwerk
getragen zu werden, das dann in einer Selbsthilfegruppe gefunden werden kann:

> „Also, die da in der Selbsthilfegruppe am Tisch sitzen. Und plötzlich versteht einen
> jeder, ne. Das hatte ich vorher ja nicht so erlebt im Freundeskreis, ist klar." (siehe
> Anhang 12a, B I1, Transkript, Pos. 53) „Also, man gehört plötzlich wieder dazu, ne.
> Weil im Freundeskreis, ich habe zwar sehr liebe Freunde, aber man ist dann irgend-
> wie, ja, wenn die Behandlungen vorbei sind, dann wollen die Leute irgendwann auch
> nichts mehr von dem Thema hören verständlicherweise. Weil, das ist ja ein schweres
> Thema und man will sich nicht nur über Krankheiten und Ängste unterhalten, sondern
> dann auch wieder über normale Dinge." (siehe Anhang 12a, B I1, Transkript, Pos. 57)
> „Freunde haben meist äh in solchen Situationen lustigerweise mit sich selbst zu tun,
> und dann bleibt dir eigentlich nur noch deine Selbsthilfegruppe." (siehe Anhang 12a,
> B I4, Transkript, Pos. 33)

Eine Einschränkung in der Möglichkeit, sich durch Bezugspersonen emotional
unterstützen zu lassen, liegt in der Empathie und Tragik durch die Krisensituation, die zu einer Belastung dieser nahestehenden Personen führen kann (siehe
Anhang 12c, K'14). Weshalb das Sich-fallen-lassen-können im Erzählen, ohne
Angst andere zu belasten, vor allem in Selbsthilfegruppen möglich ist:

> „Ähm, (?mit) dem eigenen Partner, ja, man redet. Man will aber gar nicht viel mit dem
> reden, weil jedes Wort ist eine Belastung für den. Ähm, das ist, ähm/ Wir können über
> alles reden, wie gesagt, er ist auch Psychologe und Krankenpfleger, aber man möchte
> das gar nicht. Man will das gar nicht, man will es ihm gar nicht zumuten." (siehe
> Anhang 12a, B I4, Transkript, Pos. 33) „Man fällt immer weich, und das ist total wich-
> tig. Und bei denen kann ich mich auch fallenlassen, weil die belaste ich nicht, habe

ich den Eindruck. Während bei meiner (?Familie, Freundin), denen drücke ich immer noch mehr Elend aufs Auge, was ich ja gar nicht möchte. Aber die belaste ich nicht, deswegen spielen die eine große Rolle." (siehe Anhang 12a, B I4, Transkript, Pos. 45)

Darüber hinaus wird das aktive Zugehen auf das persönliche Umfeld und um Hilfe bitten als relevant geäußert, genauso wie das Offerieren von Hilfe von außen an die Betroffenen selbst:

„Das auf jeden Fall. Aber das sage ich auch immer wieder, auch im Nachhinein, auch bis heute, Freunde, Freundinnen und die Familie, die mich wirklich aufgefangen haben und immer auch angerufen haben. Ich meine, ich habe denen auch das Zeichen gegeben: „Hey, ich brauche euch.", weil ich selber vielleicht auch schon mal angerufen hatte. Es gibt ja vielleicht auch andere, weiß ich mittlerweile, die sich total zurückziehen dann. Das muss man dann, finde ich, auch respektieren. Oder zumindestens anbieten: „Soll ich dich mal anrufen?". Aber bei mir war es wirklich so, dass ich das brauchte und, dass ich auch das Gefühl hatte, es waren alle da für mich. Das war ganz, ganz wichtig und toll." (siehe Anhang 12a, B I3, Transkript, Pos. 17)

Neben der emotionalen Unterstützung durch das persönliche Umfeld in dieser fundamentalen Erschütterung wird auch die praktische Unterstützung als große Hilfe dargestellt, besonders da auch der Körper durch die Operation und medizinischen Behandlungen geschwächt ist:

„Äh, das andere war, ich bin tatsächlich nach der Operation nur drei, vier Tage zuhause gewesen und dann in die Anschlussheilbehandlung gefahren. // Mhm. (Hörerbestätigung) // (.) Ähm da haben mich zum Glück auch noch meine Freundinnen unterstützt. Die eine, die halt Krankenschwester ist und noch eine andere. Ich hätte das, glaube ich, selber gar nicht geschafft, wie gesagt, ich war in so einem Tunnel, mich da überhaupt drum zu kümmern." (siehe Anhang 12a, B I3, Transkript, Pos. 19)

Sachliche Komponente der Verstehbarkeit

Die zweite Komponente der Verstehbarkeit ist die Sachliche. Hierbei widmet sich die Gleichbetroffenheit vor allem in einer Selbsthilfegruppe der Informationsweitergabe mit Krankheitsbezug zur Orientierung durch Wissen. Dabei steht primär die daraus resultierende Stärkung der Handhabbarkeit zur Optimierung der Versorgung im Vordergrund. Die Selbsthilfegruppe fungiert hier als Informationsplattform, auf der sich Expertinnen in eigener Sache treffen (siehe Anhang 12c, K'11):

„Ganz viel Fachwissen und Klinikempfehlungen. Wenn man jetzt wirklich eine bestimmte Frage hat, was weiß ich, zur Nachuntersuchung oder Nachbehandlung, man ist da auch nach der OP (Audiodatei unterbrochen), die Narbe, die manchmal besser oder schlechter heilt, was man da machen kann." (siehe Anhang 12a, B 13, Transkript, Pos. 19)

Die Selbsteinschätzung, zufriedenstellend über Behandlungsmöglichkeiten informiert zu sein, ist ein relevanter Aspekt für die interviewten Frauen. Um sich in der Unsicherheit, die sich aus dem mangelnden Fachwissen als Laie ergibt, zu orientieren, wird auch die Informationssuche im Internet als nützlich beschrieben. Sie lässt sich auch auf das Prinzip des Erwerbens von Wissen und Erfahrung durch Gleichbetroffenheit wie in einer Selbsthilfegruppe zurückführen.

> „Internetrecherche hat mir geholfen, einfach ein bisschen nachzulesen, mir Fachwissen anzulesen: Was gibt es noch für Möglichkeiten? Worauf sollte man achten? Eben Erfahrungsberichte auch von anderen Frauen, eben über das Internet, das fand ich sehr wichtig." (siehe Anhang 12a, B 14, Transkript, Pos. 84)

Auch der gemeinsame Informationsaustausch in Selbsthilfegruppen zu Hilfsmitteln kann Problemlösungen und dadurch mehr Lebensqualität erbringen (siehe Anhang 12b, BI4, K55):

> „Ja, absolut, eine Orientierung. Eine Orientierung und dann auch so Geschichten wie: Die eine, die haben die Harnröhre irgendwie völlig verkorkst. Also die kann nicht mehr gerade pinkeln. Das heißt, wenn sie jetzt, ne, ins Café geht und die muss pinkeln, dann muss die sich komplett ausziehen, weil die sich sonst bepisst, weil das Wasser, Urin in alle Richtungen geht, so. Auch etwas, wo ich erstmal schlucken musste, weil an so etwas hatte ich gar nicht gedacht bei meiner OP, dass so etwas auch passieren könnte. Ne, das ist so der erste Aspekt. Aber dann, ich sage immer: „Hat dir keiner gesagt, dass es da so Pinkelhilfen gibt, auch für Frauen?" „Nein, hat mir keiner gesagt." Ich sage: „Mädchen, du bist vor vier Jahren operiert worden. Du rennst seit vier Jahren so rum, und dir hat keiner gesagt, dass es etwas gibt wie, so wie ein Trichter, den du auch zusammenfalten kannst, den du abspülst, dass du dich nicht jedes Mal komplett ausziehen musst, dass du gezielt pissen kannst und dir nicht in die Socken pinkelst?" Nein, das hatte ihr keiner gesagt. Kein Arzt, keine Reha, niemand. Und weil ein Arzt muss schon sehen, wie verkorkst und vernarbt das da unten ist. Selbst wenn die Patientin sich nicht traut zu sprechen, aus Scham, muss ein Arzt das sehen, oder eine Ärztin. Und die muss die Eier in der Hose haben, so etwas anzusprechen, weil das ist ihr Job. Ja, und dann haben wir ihr mal kurzerhand, im Internet haben wir (?das mal) sofort gegoogelt. Und haben dann gleich, sofort so ein Teil bestellt, fertig, noch im Café, zwischen Käsekuchen und Latte Macchiato. Ja, und das ist doch geil, oder? Und ein Problem gelöst, ein bisschen Lebensqualität hergestellt." (siehe Anhang 12a, B 14, Transkript, Pos. 158) „Und Tschakka, das haben wir drei zusammen gemacht." (siehe Anhang 12a, B 14, Transkript, Pos. 160)

Bleibt dieser Informationszugang verwehrt, ist die Folge eine enorme Herausforderung durch das Orientieren in Eigenregie innerhalb dieser Unsicherheit: „Ich, also ich muss alle Entscheidungen selbst treffen. Ich habe quasi Medizin studiert, in eigener Sache." (siehe Anhang 12a, B I2, Transkript, Pos. 147) Diese Aussage verkörpert Einsamkeit in diversen Entscheidungsfindungen und hat eine völlige Orientierungslosigkeit in dem freien Fall durch die Diagnose inne. Daraus leitet sich der Bedarf ab, neben dem emotionalen Aufgefangenwerden durch Gleichbetroffene auch sachlich informativ in einen Austausch zu finden. Besteht also ein Mangel an AnsprechpartnerInnen, um die Krisensituation multiperspektivisch zu verstehen und für sich selbst bestmöglich agieren zu können, bleibt nur die Möglichkeit, den Kampf gegen den Krebs allein auszufechten: „Ja. Also mein Kampfwille, meine, mein Durchhaltevermögen, das spielt eine ganz große Rolle. Ich war ausgesprochen kämpferisch unterwegs in dem Jahr. Das war sehr anstrengend, sehr, sehr, sehr anstrengend." (siehe Anhang 12a, B I2, Transkript, Pos. 63)

Auswirkungen der Pandemie auf die Handhabbarkeit
Die Pandemie des COVID-19-Virus erschwert den Umgang mit der Krisensituation der interviewten Frauen und wird demnach als weitere Belastung erlebt (siehe Anhang 12c, K'6). Möglichkeiten und Versuche, eine neue Form der Normalität zu entwickeln oder der Versuch in sein altes Leben zurück zu finden, sind stark limitiert. Die beschriebenen Einschränkungen beziehen sich dabei auf die Treffen mit Selbsthilfegruppen und allgemeine Aktivitäten als positiver Ausgleich (siehe Anhang 12b, BI4, K3):

> „Also, ich würde fast sagen, wenn ich im Büro sitze und mich intensiv mit der Arbeit beschäftige, spüre ich weniger Erscheinungen als abends auf der Couch (unv.). Da nehme ich es glaube ich mehr wahr. Also, Beschäftigung ist für mich das A und O. Und Unternehmungen also auch. Am Wochenende jetzt in Corona ist das schwer, etwas zu unternehmen, ne (unv.) Hm, das stimmt. Einfach schöne Dinge planen und so gut es geht, machen. Das, das tut gut, also ganz bewusst einfach aktiv sein." (siehe Anhang 12a, B I1, Transkript, Pos. 147–157)

Die mangelnde Ablenkung verstärkt also die Auseinandersetzung mit körperlichen und psychischen Auswirkungen der Krebserkrankung in einem Ausmaß, dass die Betroffenen emotional noch stärker belastet.

Medizinische Versorgung
Die medizinische Versorgung spielt eine zweite zentrale übergeordnete Rolle bei der Frage nach dem Aufgefangenwerden innerhalb des Falles in dieser Krisensituation. Nach dem Schock der Diagnose folgt unmittelbar die medizinische Behandlung mit dem zentralen Ziel, das Überleben der Patientinnen zu sichern.

Die Verantwortung für das eigene Überleben nicht auffangen zu können und an ÄrztInnen sowie medizinisches Fachpersonal abgeben zu müssen, sorgt für eine hohe Vulnerabilität. Kontrollverlust entsteht dabei nicht nur durch die Diagnose, sondern eben auch durch das Wissensgefälle gegenüber ÄrztInnen innerhalb des Behandlungskontexts. Die subjektive Erfahrung, durch das medizinische Fachpersonal maximal engagiert und fachkompetent versorgt zu werden, ist für die interviewten Frauen von zentraler Bedeutung. Darüber hinaus ist jedoch ein empathischer Umgang außerordentlich bedeutungsvoll, um mit bestem Gewissen die Sicherung des eigenen Überlebens abgeben und sich voller Vertrauen fallen lassen zu können. Dafür ist auch das Erleben, als gesamte Person mit körperlichem Schmerz und seelischer Angst wahrgenommen zu werden, ausschlaggebend. So wird innerhalb dieser absoluten Erschütterung und Unsicherheit durch die Erkrankung zumindest ein Gerüst geschaffen, in welchem die interviewten Frauen Halt an der sensibelsten Stelle finden können. Ist diese Ressource nicht gewährleistet, entsteht dementsprechend ein gegenteiliger Effekt mit tiefem Vertrauensverlust als Folge. Insgesamt lässt sich das Erleben dieses Situationskonstruktes inhaltlich auf zwei Dimensionen aufteilen. Zum einen sind fachlich kompetente AnsprechpartnerInnen und der Eindruck der optimalen medizinische Versorgung relevant zum anderen ein würdevoller und empathische Umgang durch das medizinische Fachpersonal.

Kompetente AnsprechpartnerInnen/ Optimale medizinische Versorgung
Zunächst gilt es, Zugang zu der für einen selbst optimalen medizinischen Versorgung zu finden. Dieser Weg ist bereits sehr ausschlaggebend für das Gefühl, aufgefangen zu werden. Dabei sind AnsprechpartnerInnen und die Vernetzung im Privaten, im Gesundheitssystem oder in der Selbsthilfegruppe hilfreich, um die Behandlungsoptimierung und -entscheidungen positiv zu beeinflussen (siehe Anhang 12c, K'18):

> „Ja, also (räuspert sich), ich war wirklich ganz glücklich über diese Freundin, die ich da hatte. Ich weiß jetzt nicht, wie es sonst die gelaufen wäre, denn diese Freundin hat sich dann sofort dran erinnert, dass sie aus ihrer ähm Ausbildungszeit eine Ärztin kennt, die halt diesen äh Vulva Krebs schon öfter behandelt hat, die sehr gut ist. Und hat mir dann zu ihr den Kontakt hergestellt. Und ähm, die hat das zwar dann nicht gemacht, sondern ein ganz enger Kollege von ihr, den sie/, der auch ein eigenes Krankenhaus hat, wo ich mich hätte operieren lassen können. Ähm und da hatte ich direkt so diese Zweitmeinung, die man ja haben darf. Ich weiß gar nicht, ob ich da selber draufgekommen wäre." (siehe Anhang 12a, B I3, Transkript, Pos. 15)

Derartige Ressourcen im Privaten können den Zugang zur optimalen medizinischen Versorgung ebnen. Besteht diese Option nicht, werden in erster Linie die

GynäkologInnen, welche die Diagnose oder den Verdacht auf Krebs feststellen, als AnsprechpartnerInnen kommuniziert. Sie empfehlen außerdem daran anschließend Behandlungsoptionen, Kliniken und Operateure. Dadurch übernehmen sie für die befragten Frauen neben den Operateuren eine tragende Rolle. Ist bereits dieser erste Baustein fragil, kann dies für das Erleben, aufgefangen zu werden, verheerende Folgen haben:

> „Ähm, das war tatsächlich eine Katastrophe, wenn es um diesen Punkt geht (…) Und ähm, dann habe ich meiner Frauenärztin dazu einen Brief geschrieben, dass ich UNBEDINGT mit ihr telefonieren möchte, ich (?musste ja) organisieren, wo die große Operation stattfindet. Das war zwischen Weihnachten und Silvester. Ähm, ich musste jetzt einen Operateur suchen, und ich habe sie um Mithilfe gebeten. Und meine Frauenärztin, das war am, ich glaube, 28. oder 29. Dezember, meine Frauenärztin hat mich zurückgerufen am 6. Januar. [...] Ähm, am 6. Januar war ich schon im Krankenhaus, das war der Tag, bevor ich operiert wurde. Ähm, das heißt, ich habe das alles alleine, ohne jede Unterstützung, organisiert. Ich habe, ähm, recherchiert, wo sind Kompetenzzentren für Eierstockkrebs. Ich habe mit Professor XY an der XY in XY telefoniert, ich habe mit Dr. XY in XY telefoniert, das sind die beiden besten Kompetenzzentren in Deutschland. Ich habe mit beiden gesprochen: Welche Möglichkeiten gibt es? Äh, worum geht es – um Operation, um die Chemotherapie, was ist wichtiger? Ich war natürlich neu mit dieser ganzen Geschichte. Und ich war TOTAL überfordert. Und ähm, es gab NIEMANDEN, der sich von sich aus an meine Seite gestellt hätte und gesagt hätte: „Frau XY, ich helfe Ihnen.“ Ähm, wer da war, war ein Freund von mir, der ist Chirurg und operiert Schultern. Der hat zwei Stunden mit mir telefoniert, nachdem ich die Befunde aus der Tagesklinik abgeholt habe, und hat gesagt: „Um Himmels Willen. Auf diesem Befundbericht fehlt eine Klassifikation, das heißt, du kannst gar nicht wissen, was für ein Krebsstadium ist das.“ Ich war natürlich mit den ganzen Begriffen völlig überfordert. Aber der hat mit einer Engelsgeduld mir das alles erklärt und hat gesagt: „Du brauchst einen ganzen Stab an Ärzten, die dich da unterstützen.“ Ähm, und ich habe das dann alles im Grunde, (.) ja, nicht nur im Grunde, ich habe das alles alleine gemacht.“ (siehe Anhang 12a, B I2, Transkript, Pos. 41)

ÄrztInnen als AnsprechpartnerInnen zu finden, die engagiert und authentisch fachwissend die Aufklärung, Behandlung sowie Nachbehandlung vollziehen, nehmen dadurch einen äußerst relevanten Part ein:

> Aber „der hat, finde ich, genau das Richtige gesagt und äh das habe ich dann als ehrlich eingestuft und habe das dann letztendlich auch so gemacht, wie er das empfohlen hat. Und das fand ich auch ganz, ganz toll. // Ja. // Ich meine, ich habe mir jetzt fast jedes Wort gemerkt.“ (siehe Anhang 12a, B I3, Transkript, Pos. 43)

Die Zufriedenheit mit der ärztlichen Aufklärung, Behandlung und Nachbehandlung hat zusammenfassend einen zentralen und hohen Einfluss auf das Erleben

der Frauen, optimal aufgehoben zu sein (siehe Anhang 12c, K'7). Dieser Bedarf
wird auch aus einer defizitären Position heraus deutlich. Wenn nämlich Fehldia-
gnosen gestellt beziehungsweise Fehltherapien vollzogen werden, wird dies als
besonders traumatisch beschrieben:

> „Aus meiner Sicht spielt die Fehltherapie eine viel größere Rolle, ähm, was die Ver-
> änderung in meinem Leben angeht, als die Krebserkrankung. Ähm, ich hatte schon
> schwere Erkrankungen, bevor ich Krebs bekommen habe. Ähm, ich musste als junge
> Frau Gehirnoperationen vornehmen lassen zum Beispiel, das war auch nicht einfach.
> Also ich, ich sage mal, Erkrankungen schrecken mich nicht in dem Maß wie äh das
> Ausgeliefertsein, äh, was ich mit den Ärzten erlebt habe. Das war viel schlimmer als
> die Krebserkrankung. Zumal die Krebserkrankung ja auch in einem sehr frühen Sta-
> dium war. Weil ich das ja auch gespürt habe, ähm, dass da eine schwere Erkrankung
> oder zumindest eine andere Erkrankung als das, was mir alle sagen wollen, äh äh,
> vorliegt." (siehe Anhang 12a, B I2, Transkript, Pos. 113)

Die Energie aufzubringen, sich gegen ÄrztInnen und als mangelhaft empfundene
Behandlungen zu wehren, kostet viel Kraft und ist „sehr anstrengend, sehr, sehr,
sehr anstrengend." (siehe Anhang 12a, B I2, Transkript, Pos. 63) Das Gefühl von
Fassungslosigkeit und dem Fall ins Bodenlose wird dadurch weiter verstärkt und
mündet in Perspektiv- und Hoffnungslosigkeit:

> „Ich finde es dann immer wichtig, dann Tacheles zu reden so, von wegen: „Was haben
> Sie da für eine Scheiße gemacht, mir so einen Brief zu schicken?" „Hey, Frau XY, den
> sollten Sie gar nicht kriegen." Ich sage: „Können Sie sich vorstellen, was bei mir pas-
> siert ist, bei mir zu Hause, und nicht nur mit mir, auch mit meinem Mann, wenn Sie
> mir so etwas schicken? Kontrollieren Sie Ihre Arzthelferinnen, kontrollieren Sie, was
> das Labor da schreibt." Also das sind dann so Geschichten. Ähm, und dann war er
> klein mit Hut. Ich dachte: Okay, wenn du klein mit Hut sein musst, dann bist du acht-
> samer. Weil das ist man ja nicht unbedingt, ne. Unser System ist da sehr schwierig."
> (siehe Anhang 12a, B I4, Transkript, Pos. 88) „Und ich habe das dem Arzt dann auch
> (unv.), dass die Welt stehenbleibt, und dieses Gefühl, so das: Jetzt bricht wieder alles
> zusammen, und alle Pläne, die du/ Ich mache schon gar keine großen Pläne, weil man
> sich das gar nicht traut." (siehe Anhang 12a, B I4, Transkript, Pos. 23)

Würdevoller/ Empathischer Umgang durch medizinisches Fachpersonal
Das subjektiv empfundene Ausmaß an Empathie im Umgang durch ÄrztIn-
nen wird als wesentliches Element für die Zufriedenheit mit der medizinischen
Behandlung beschrieben (siehe Anhang 12c, K'30):

> „Das war, ja, das war schon eine große Enttäuschung, ne. Also, ich hatte immer, vor
> jeder Chemo hatte man mit einer Assistenzärztin das Gespräch, die auch prüfte, ob

die Blutwerte so sind, dass man die Chemo überhaupt kriegen kann. Und, ja, also, die habe ich jetzt nicht als sehr, äh, empathisch erlebt, ja." (siehe Anhang 12a, B I1, Transkript, Pos. 37)

Zuspruch, Engagement und mutmachende Worte durch ÄrztInnen werden von den interviewten Frauen als sehr wertvoll und bestärkend beschrieben. Auch persönliche Anteilnahme wie die Betroffenheit oder Erleichterung beim Übermitteln eines Befundes tragen zu diesem Eindruck bei.

„Also, der Chefarzt sagte damals, als er mich entlassen hat, erstmal habe ich denen angemerkt, als die das Ergebnis nach zwei, drei Tagen von den Untersuchungen der Lymphknoten hatten, dass es nicht befallen ist, dass die auch alle total erleichtert waren, mir diese gute Nachricht zu bringen. Ähm das äh hat den dazu bewogen, am Schluss, als er mich verabschiedet hat, zu sagen: „Ja Frau XY, Sie sind eine starke Frau, Sie schaffen das schon. In dem Moment wusste" ich noch nicht was er genau meint. (siehe Anhang 12a, B I3, Transkript, Pos. 39). „Mhm. Ja, und das war ja sogar dann, ja, über das normale medizinische hinaus, dieses, ne, von seiner Seite zu hören." (siehe Anhang 12a, B I3, Transkript, Pos. 41)

Im Gegenzug kann eine als unangemessen wahrgenommene sprachliche Ausdrucksweise durch ÄrztInnen für tiefgreifende Verletzung sorgen und eine Intensivierung des Falles ins Bodenlose bewirken.

„Also, die Ärzte haben das Wort „kastriert", „Sie sind jetzt kastriert", benutzt. Und schon nach der Operation habe ich das Wort „Scheidenstumpf" im Krankenhaus zu hören bekommen. Also diese Vorstellungen waren für mich der absolute Horror: kastriert, Kastration und Scheidenstumpf. [...] Also das ist, äh ja, das macht mich bis zum heutigen Tag sprachlos, ehrlich gesagt." (siehe Anhang 12a, B I2, Transkript, Pos. 221)

Es ist zusammenfassend nicht nur das Auslieferungsempfinden gegenüber ÄrztInnen innerhalb der Orientierungslosigkeit und Abhängigkeit in dem Wissens- und Positionsgefälle (siehe Anhang 12c, K'12). Das was die (Fehl-) Behandlung in Bezug auf Brust- und Genitalkrebs der Frau, den Aussagen der Befragten nach, besonders spezifisch macht, ist die maximale Intimität. Die Operationen, Behandlungen und besonders die Behandlungsfehler haben einen gravierend negativen Effekt auf das Erleben der Frauen (siehe Anhang 12c, K'15). Herausfordernd ist im Speziellen „der Umgang mit Folgeschäden, mit Behinderung, mit dem Gefühl, verstümmelt zu sein." (siehe Anhang 12a, B I2, Transkript, Pos. 77) Ebenso herausfordernd ist die Konfrontation mit der Ambivalenz der Operation, die zwar das Leben rettet, aber auch bedeutet: „Ähm, so die Sekunde, du liegst im Bett, der Anästhesist steht neben dir, und du weißt und du stehst nachher auf, oder du liegst im Bett, wirst wieder wach, und dir fehlt was, weil dir Körperteile weggeschnitten werden." (siehe Anhang 12a, BI4, Transkript, Pos. 56) Es werden Assoziationen mit sexueller Gewalt im Sinne einer Vergewaltigung geäußert, wenn beispielsweise vor einer Positronen-Emissions-Tomographie Kontrastmittel in die Schamlippen gespritzt wird (siehe Anhang 11, Interviewprotokoll, BI3).

Ein weiterer Aspekt, welcher unter die Intimität der Körperregion fällt, ist die ärztliche Aufklärung und Hemmschwelle in der Kommunikation. Mangelnde ärztliche Aufklärung vor der Operation wird als nicht wahrgenommene Pflicht von der Ansprache intimer Thematiken und operationsbedingter Auswirkungen durch ÄrztInnen beschrieben. Die Problematik hierbei liegt besonders darin, dass Patientinnen zu viel Scham haben, ihre Befürchtungen oder Beschwerden selber anzusprechen (siehe Anhang 12b, BI4, K56). Auch „von Frau zu Frau" zu sprechen wird in diesem Zusammenhang als ausschlaggebend für das Verstehen benannt. Das Behandeltwerden durch und kommunizieren mit männlichen Ärzten wird teilweise hingegen als Übergriff wahrgenommen (siehe Anhang 12c, K'4).

Allen Aussagen zu Folge wird deutlich wie zentral die Rolle der Ärzteschaft und medizinischen Versorgung für die interviewten Frauen im Kampf gegen den Krebs ist. Dem liegt, so wie eingangs detaillierter erläutert, zugrunde, dass diese Personengruppe systemorientiert betrachtet das ausführende Organ der Sicherung des eigenen Überlebens ist und somit die existentiellste Verantwortung trägt. Das zwangläufige „Outsourcen" dieser Verantwortung ist aus den dargestellten Begründungen mit fundamentaler Vulnerabilität versehen und hat demnach einen hohen Einfluss auf das Erleben, aufgefangen zu werden.

Sexualität und Weibliche Identität
Wie die befragten Frauen die Auswirkungen der Krebserkrankung in Brust und Genitalbereich in Bezug auf ihre Sexualität und ihre weibliche Identität erleben, beginnt mit der Erschütterung ihres allgemeinen Identitätserlebens:

> „Also ich bin oder ich lebe jetzt (lacht) in/, von jetzt auf gleich, in einem ganz anderen Leben // Mhm. (Hörerbestätigung) //, weil ich habe auch mal gesagt, ich glaube, ich schreibe mal ein Buch // Mhm. (Hörerbestätigung) // mit dem Titel: „Gestern war ich noch ich" (lacht) // Mhm. (Hörerbestätigung) // und nach dem Motto: „Wer bin ich heute?". So. Mein Vorname ist ja XY und manchmal äh sage ich auch zu der Psychiaterin: „Wo ist denn die XY? Ich weiß gar nicht, wo die ist.". Also es gibt von sieben Tagen vielleicht nur einen Tag, wo ich mich vielleicht auch mal im Spiegel ansehe. // Okay. // (..) Also, es ist auf jeden Fall eine Begleitung für den Rest des Lebens so eine Geschichte für mich gewesen jetzt." (siehe Anhang 12a, B I3, Transkript, Pos. 31)

Die Antwort auf die Frage nach dem „Wer bin ich jetzt, mit und nach der Krebserkrankung?" stellt sich demnach eher als ein zeitlich überdauernder Auseinandersetzungsprozess dar, auf den es keine punktuelle Antwort gibt. Diese

Grundsatzfrage spiegelt die in der bisherigen Ergebnisdarstellung mehrfach erwähnte Orientierungslosigkeit wider, die durch den Fall ins Bodenlose entstehen kann. Das Spezifikum der Intimität geht aus den Körperregionen, die von diesen Diagnosen betroffen sind, hervor. Die medizinischen Behandlungen dieser Erkrankung sind mit körperlichen Verlusten, die die weiblichen Körpermerkmale betreffen, zwangsläufig verbunden. Diese Verluste werden von den befragten Frauen als Verlust von (weiblicher) Identität durch die Erkrankung beschrieben (siehe Anhang 12c, K'27). Die Beschäftigung mit der Frage „Wer bin ich als Frau, mit und nach der Krebserkrankung?" berührt dabei beide zuvor dargestellten Kernkategorien, Verstehbarkeit und medizinische Versorgung. Welche Aspekte des Erfahrungsschatzes der befragten Frauen dieses Erleben besonders beeinflusst haben, wird im Folgenden dargestellt.

Insgesamt haben die Operation, die Chemotherapie und die Hormonhemmer einen enormen Einfluss auf die weiblichen Körpermerkmale und die körperliche Widerstandskraft (siehe Anhang 12c, K'9). Je nach Ausmaß des bösartigen Gewebes müssen bei Vulva- und Vaginalkarzinomen gegebenenfalls große Areale entfernt werden, wozu auch die Klitoris als nervales Zentrum sexuellen Erlebens zählen kann. Der Verlust oder die Einschränkungen im sexuellen Empfinden sind dabei eine unumgängliche Konsequenz: „Also Situation: Narbe zwischen den Beinen, die kleinen Schamlippen sind amputiert, ein Loch ist reingebohrt, um den Krebs da rauszupulen. (…) Narben sind dann noch gerissen, hier die Nähte." (siehe Anhang 12a, B I4, Transkript, Pos. 140) Dies, aber auch der Verlust der Gebärmutter, kann existentielle Auswirkungen auf die körperliche Möglichkeit sexuell stimulierende Reize zu empfinden, haben.

„Ich „habe mehrere Monate nach der, ähm, Operation versucht, mich selbst zu befriedigen und habe gemerkt, ich bekomme keinen Orgasmus. Was ganz krass im Gegensatz zu meinem ganzen bisherigen Leben, äh, steht. Und ähm, ich habe dann, äh, relativ verzweifelt versucht, das hinzukriegen. Und dann habe ich gemerkt, es geht. Der Weg dahin ist viel länger, also ich muss viel hartnäckiger an mir arbeiten, um einen Orgasmus zu bekommen. Und dieser Orgasmus, den ich dann hatte, war eine ausgesprochene Enttäuschung. Und zwar war das so, dass/ Ich habe den als abgebrochenen Zwerg bezeichnet, den Orgasmus. Der war/ hat nur ganz kurz gedauert. Nicht lange, langgezogene Wellen, die nach und nach abnehmen, und die/ Oh, ich habe da die Zeiten gemessen, aber ich, ah, das/ Also das dauerte immer, meine Orgasmen haben immer sehr lange gedauert. Ähm, also das erste Gefühl war also einfach eine Überwältigung, und das flaute dann so wellenartig nach und nach ab und war also ausgesprochen langgestreckt und eine, eine, wirklich eine Wohltat. Und dann konnte ich, wenn der erste Orgasmus abgeklungen ist, äh, durch wirklich wenige Reize, ähm, konnte ich noch einen Orgasmus und noch einen und noch einen, die dann

nach und nach in ihrer Intensität abgenommen haben. Das war mein ganzes bisheri-
ges Erleben bis zu (?der Krebs)therapie. Und nach der Krebstherapie, erstmal hat es
gedauert, bis ich überhaupt wieder einen Orgasmus gekriegt habe, und das war dann
eine Enttäuschung." (siehe Anhang 12a, B 12, Transkript, Pos. 163)

Eine Befragte, die von Brustkrebs betroffen war, äußert, dass während früher die
Berührung der Brust Normalität bedeutet hat beziehungsweise positiv konnotiert
war, heute Konfrontation mit der Todesangst auslöst.

„Also, die Brust, die behandelt worden ist, aber auch die andere, wo ja auch Biop-
sien erfolgt sind, es ist immer noch absolut, äh ja, ein Bereich, der wehtut, ne, und
der auch, ich berühre mich selbst auch äußerst ungerne, ne, obwohl man sich ja
auch abtasten soll. Das ist wirklich, ähm, ein Körperteil, der, ja, (..) mir Angst macht
sozusagen, ne." (siehe Anhang 12a, B 11, Transkript, Pos. 221)

Durch die Einnahme von Hormonhemmern werden zusätzlich die Schleimhäute
trockener, was eine starke Scheidentrockenheit als Nebenwirkung mit sich bringen kann. Als Folge wird dabei Angst vor dem Ausleben der Sexualität durch
daraus resultierende Schmerzen kommuniziert (siehe Anhang 12b, BI1, K26).
Insgesamt entstehen aus der Trauer und Verzweiflung durch funktionelle Verluste
der Sexualität (siehe Anhang 12b, BI2, K27) Normalitäts- und Freiheitseinbußen
und das Vermissen des freien Auslebens von Geschlechtsverkehr und Sexualität
(siehe Anhang 12b, BI3, K28).
     Außerhalb dieser grundlegenden funktionellen Verluste sind die optischen
Merkmale, die Weiblichkeit für die befragten Frauen auszeichnen, auch äußerst
relevant, um sich feminin zu fühlen:

Es „ist jetzt nicht so, dass ich mich jetzt nicht mehr so weiblich fühle. Also, ich
habe da so andere äußerliche Merkmale, zum Beispiel hatte ich ja eine Glatze bei der
Chemo und die Haare sind jetzt schon wieder halbwegs lang, da freue ich mich darüber und wenn ich in den Spiegel gucke, denke ich, jetzt bist du fast wieder du selbst
so wie früher, ne." (siehe Anhang 12a, B 11, Transkript, Pos. 239).

In der Tragik der Frauen ihre Haare, Wimpern und Augenbrauen durch die Chemotherapie zu verlieren, kann ein Synergieeffekt durch Gleichbetroffenheit sehr
hilfreich sein. Das gemeinsame Ausleben von optischer und kosmetischer Her-
richtung dieser verlorenen optischen Merkmale, das Flirten beim gemeinsamen
Ausgehen und das Unterstützen in der Chemo (siehe Anhang 12b, BI2, K17)
können dafür sorgen, gemeinsam „unglaubliche Kräfte" (siehe Anhang 12a, B
I2, Transkript, Pos. 87) zu mobilisieren.
     Der Einfluss auf die Partnerschaft fällt im Sinne der Struktur dieser Darstel-
lung unter das persönliche Umfeld unter der Verstehbarkeit und kann nicht nur

wie zuvor beschrieben emotional viel Halt geben. Die Partnerschaft kann auch unterstützen, sodass sich die interviewten Frauen trotz ihrer Verluste als Frau angenommen, geliebt und komplett fühlen. Die Bestätigung der Weiblichkeit durch eine treue, liebevolle und rücksichtsvolle Partnerschaft fungiert also als Stabilisator. Um dem gemeinsamen körperlichen Ausdruck der Liebe eine Form außerhalb der durch die Einschränkungen betroffenen Körperregionen zu geben, wird ein Ausweichen auf Zärtlichkeiten wie Kuscheln, als heilsam beschrieben (siehe Anhang 12c, K'41). „Also, uns dann durchaus auch auf Umarmen und Kuscheln zu konzentrieren, was ja auch sehr schön ist und weiterhin stattfindet, nur eben, ja, Sexualität halt nicht." (siehe Anhang 12a, B I1, Transkript, Pos. 237) Doch auch wenn die Partnerschaft liebevoll und stabil ist, beschreiben die interviewten Frauen die Angst „als Frau" nicht genug zu sein (siehe Anhang 12b, BI1, K27). „Ich glaube es könnte sonst sein, dass ich Angst hätte, dass er mich verlässt, ne" (siehe Anhang 12a, B I3, Transkript, Pos. 45) Auch Schamgefühle durch die Assoziation mit dem männlichen Geschlechtsorgan bei der operativen Entfernung der inneren Schamlippen, dem Verbleib der Klitoris und einem daraus resultierenden Identitätskonflikt kann eine Barriere im Fallenlassen gegenüber des/r Partners/in sein (siehe Anhang 12c, K'45). Auch wenn subsummiert der Bedarf an Sexualität, vor allem kurz nach Operation, Einbußen erlitten hat, kann ein Zusammenschweißen der Partnerschaft auf emotionaler Ebene erfolgen (siehe Anhang 12b, BI3, K26). Die Verschmelzung in der Nähe mit dem/r Partner/in kann demnach auch eine neue oder intensiver entdeckte Qualität und Ausweichmöglichkeit darstellen (siehe Anhang 12c, K'33). Insgesamt ist der Verlust jedoch extrem, zentral und auswirkungsstark.

Der Verlust der weiblichen Identität durch Infertilität aufgrund der Entfernung von Gebärmutter und Eierstöcken bei bestehendem Kinderwunsch (siehe Anhang 12c, K'42) wird als Abnahme der eigenen Entscheidungsfreiheit beschrieben: „Wir haben, äh, die letzte Zeit, bevor die Krebstherapie anfing, nicht mehr verhütet. Das heißt, wir haben im Grunde einkalkuliert, dass wir ein Kind bekommen." (siehe Anhang 12a, B I2, Transkript, Pos. 213) Auch hierdurch kann das Gefühl der Selbstbestimmung leiden.

Aus der hohen Intimität und Vulnerabilität der Thematik geht eine Tabuisierung in Bezug auf die Gesprächsfreiheit hervor. Dabei wird die Offenheit für das Verstehen innerhalb der Selbsthilfegruppe (siehe Anhang 12c, K'29) aber auch in der Arzt-Patientinnen-Kommunikation als ausschlaggebend beschrieben. Der Benefit durch Gesprächsoffenheit bezüglich der Sexualität in Selbsthilfegruppen durch Gleichbetroffenheit kann sich beispielsweise auf den Austausch über Sexshops und die Informationsweitergabe über Kostenübernahme durch Krankenkassen für den Kauf von Dildos beziehen (siehe Anhang 12b, BI4, K39).

Das Verbotene aussprechen zu können, ist also sehr bedeutsam, entlastend und befreiend für die interviewten Frauen. Dabei fördert dieser offene Umgang mit der Sexualität nach Krebs ohne Tabus das Handling durch Informationszugänge und -weitergabe (siehe Anhang 12b, BI2, K33). Neben der Tabuisierung werden auch ein hohes Durchschnittsalter der Selbsthilfegruppenteilnehmerinnen und eine geringe Restlebenszeit als Gründe für das nicht Thematisieren von Sexualität in Selbsthilfegruppe benannt (siehe Anhang 12c, K'36).

Insgesamt stellt der Einfluss der Krebserkrankungen im Brust- und Genitalbereich bei den interviewten Frauen einen gravierenden Normalitäts-, Selbstbestimmtheits-, Attraktivitäts- und Begehrensverlust durch psychische, operationsbedingte Einschränkungen bezüglich des Auslebens ihrer Sexualität dar (siehe Anhang 12c, K'34). Der Austausch unter Gleichbetroffenen in persona kann dabei einen möglichst konstruktiven Umgang unterstützen. Besonders hinsichtlich der Intimität der Thematik werden Online-Selbsthilfegruppen als seriöse und vertrauensvolle Option benannt, frei im Ausdruck sein zu können. Die Anonymität bietet in dieser Hinsicht Hilfe und gibt darüber hinaus die Möglichkeit, trotz der Seltenheit mancher Diagnosen Gleichbetroffene überörtlich zu finden (siehe Anhang 12c, K'10).

Diskussion

Ziel der vorliegenden Forschungsarbeit war es, den Einfluss von Selbsthilfegruppen auf das Resilienzerleben zu untersuchen. Dies erfolgte am Beispiel von an Krebs erkrankten Frauen mit bösartigen Tumoren der Brust und Genitalorgane. Die Forschungsergebnisse verdeutlichen, wie hoch der Bedarf der Interviewten in ihrer maximal vulnerablen Krisensituation ist, aufgefangen, verstanden, gesehen und informiert zu werden. Diese Gesichtspunkte stehen in engem Zusammenhang zum Kohärenzsinn und Resilienzerleben und sind somit zentral hinsichtlich der Forschungsfrage.

Die Ergebnisse der Forschungsarbeit zeigen, dass die Verstehbarkeit und die medizinische Versorgung (siehe Abbildung 6.1) die zentralen Größen im Umgang mit der Erkrankung sind. Verstehbarkeit findet emotional und sachlich statt. Für die emotionale Komponente ist in hohem Maße das Erleben von Gleichbetroffenheit ausschlaggebend. Dies ist vor allem in einer Selbsthilfegruppe möglich, wobei durch Modellernen und Selbsterkenntnis der eigene Umgang mit der Krise positiv beeinflusst werden kann. Jedoch hat dieser Effekt Grenzen und diese liegen in der Schnittmenge von diagnosebedingten körperlichen Einschränkungen. Ist diese zu gering, wird die Selbsthilfegruppenteilnahme als nicht hilfreich beschrieben. Die eigene bereits vorhandene Widerstandskraft sowie Gespräche, Nähe und Informationen im privaten Umfeld können ebenfalls eine Kraft gebende Ressource sein. Wenn dieser Rückhalt im Privaten nicht gegeben oder die Sorge, Angehörige zu belasten zu groß ist, ist eine Selbsthilfegruppenteilnahme besonders nützlich. Im sachlichen Sinne kann durch Informationsweitergabe zu

Ergänzende Information Die elektronische Version dieses Kapitels enthält Zusatzmaterial, auf das über folgenden Link zugegriffen werden kann https://doi.org/10.1007/978-3-658-36934-7_7.

Hilfsmitteln, Behandlungserfahrungen und Zuschussansprüchen die eigene Versorgung durch eine Selbsthilfegruppenteilnahme optimiert werden. Von ÄrztInnen wünschen sich die Befragten neben einer möglichst fachkompetenten physischen Behandlung auch einen empathischen und würdevollen Umgang. Vor allem die Aufklärung über operationsbedingte Einschränkungen der Sexualität sind von großer Bedeutung. Dabei werden ein Mangel daran ebenso wie manche Behandlungen von den Betroffenen mit sexueller Gewalt assoziiert. Weibliche Identität verbinden die Interviewten mit optischen Merkmalen wie Haaren sowie Körperfunktionen wie beispielsweise Orgasmusfähigkeit oder biologische Mutterschaft. Verluste dieser Aspekte können psychisch schwer belasten und den Verlust der weiblichen Identität zur Folge haben. Diesem Effekt kann eine Partnerschaft durch Bestätigung entgegenwirken. In Bezug auf Selbsthilfegruppen und Gespräche mit ÄrztInnen werden Tabuisierung und mangelnde Offenheit bezüglich Sexualität als hemmend wahrgenommen, obwohl genau hier Gesprächsbedarf besteht. Der Versuch wieder Normalität im Alltag zu finden, wird durch die Einschränkungen der Pandemie stark reduziert, was sich emotional negativ auf die Befragten auswirkt.

Die Qualität der Gleichbetroffenheit für den Kohärenzsinn und das Resilienzerleben von an Brust- und Genitalkrebs erkrankten Frauen
Im Sinne der Theoretischen Rahmung (Kapitel 3) und des Zwischenfazits (Kapitel 4) ist der Kohärenzsinn die „globale" Kompetenz, vorhandene Ressourcen zum Erhalt der eigenen Gesundheit und des Wohlbefindens zu mobilisieren (vgl. Leuthner, 2011, S. 15). Retrospektiv betrachtet war die Nutzung des Kohärenzsinns[1] als theorieleitenden Perspektivrahmen und technisches Mittel äußerst treffsicher, um das Resilienzerleben zu erfassen. Denn das Entstehen von Verstehbarkeit durch Gleichbetroffenheit wird als Grundgerüst beschrieben, auf dem sich Handhabbarkeit, Sinnhaftigkeit und die eigene Widerstandskraft aufbauen und stärken kann. Dieses Erleben ist ein Synonym für die in Abschnitt 3.3 genannte „Betroffenenkompetenz" auf Grundlage der eigenen Problem- und Lebenserfahrungen (vgl. Thiel, 2013, S. 77 f.) und schließt sich dieser Kernqualität einer Selbsthilfegruppe an. Die Stärkung der Sinnhaftigkeit durch Selbsterkenntnis und Modelllernen relativiert das Gefühl von Ausgeliefertsein sowie Lebenssinnfragen und erzeugt Zugehörigkeit und Normalität im Kollektiv. Je weniger

---

[1] Die Kernelemente des Kohärenzsinns (Verstehbarkeit, Handhabbarkeit und Sinnhaftigkeit) werden hinsichtlich des Forschungsgegenstandes nicht als trennscharfe Größen betrachtet, sondern in einem zirkulären, reziproken und synergetischen Verhältnis zueinander.

Ohnmacht vorhanden ist, desto stabiler ist der emotionale Zustand der Betroffenen und sie entwickeln mehr Handhabbarkeit. Dieser stärkende Effekt der Selbstbehauptung entsteht auch durch den Zugewinn an sachlichem Wissen wie dem Klären von medizinischen Fachtermini. Die Folge ist ein gestärktes Agieren und eine höhere Entscheidungsfähigkeit also mehr Handhabbarkeit im fremden Metier. Auch gesehen und gehört, beziehungsweise ernst genommen werden, stärkt den Kohärenzsinn in diesem Aspekt, denn das Erleben eines Machtgefälles gegenüber ÄrztInnen kann die Selbstsicherheit negativ beeinflussen. Dass sich die Betroffenenkompetenz zur Selbstbehauptung im Kontakt mit ÄrztInnen und Krankenkassen positiv auswirkt, zeigt sich auch in der SHILD (vgl. Kofahl et al., 2016, S. 186). Im Sinne der Ottawa-Charta der WHO (1986) wird der gesundheitsförderliche Effekt der Selbstbestimmung und Selbsthilfe ebenfalls betont. Diese Ergebnisinterpretationen durch den Kohärenzsinn zeigen die hohe Anschlussfähigkeit zu diesem theoretischen Konstrukt auf. Das sich, wie in Kapitel 4 angenommen, die Stärkung des Kohärenzsinns auf die Dynamik des Resilienzerleben auswirkt, wird im Folgenden deutlich. Beziehungsfähigkeit, Hoffnung, Selbstständigkeit, Fantasie, Kreativität, Unabhängigkeit, Humor, Entschlossenheit, Mut, Einsicht und Reflexion sind dabei erstrebenswerte Faktoren für eine ausgeprägte Widerstandskraft. „Das ist das Gerüst, das uns hält, wenn wir in Krisensituationen standhalten. Auch hier sind sich die Forschungen einig, durch Disziplin, Ausdauer und [...] therapeutischer Hilfe kann man seine Resilienz steigern." (Leuthner, 2011, S. 21 f.) Die Entschlossenheit eine Selbsthilfegruppenteilnahme zu wagen, die Hoffnung und der Mut, den die Teilnehmerinnen daraus schöpfen können, die Einsicht nicht allein betroffen zu sein und die gestärkte Selbstsicherheit zeigen Anschlusspunkte zur Resilienz. Krebs versteht sich hierbei als nicht normatives kritisches Lebensereignis, dessen Bewältigung auf adäquaten, persönlichen Ressourcen und sozialer Unterstützung basiert (vgl. Margelisch, 2017, S. 10; 23). Im Sinne der Adäquatheit der Bewältigungsressourcen und der zuvor genannten therapeutischen Hilfe stellen psychische Störungen eine Grenze dar. Selbsthilfegruppen sind kein Ersatz für professionelle Hilfsangebote (siehe Abschnitt 3.3). Dies beschreibt auch eine von Depressionen betroffene Interviewte: „Aber in so einer schlimmen Phase hilft [...] gar nichts, ne, also, da hat mir wirklich nur das Abwarten geholfen und die Medikamente." (siehe Anhang 12a, BI1, Transkript, Pos. 97) Außerdem macht die Betonung der eigenen Widerstandskraft als größte Hilfe durch eine Interviewte deutlich, dass Resilienz ein relativ stabiles Persönlichkeitsmerkmal ist (vgl. Krebs, 2019, S. 293–300). Motivation zur Selbsthilfegruppenteilnahme ist hierbei, andere von ihrer Ich-Stärke und ihrem Erfahrungswissen profitieren zu lassen. Die zunächst rein altruistisch scheinende Motivation anderen helfen zu wollen, verleiht ihr jedoch die Position der Wissenden und somit Selbstsicherheit. Innerhalb der Gleichbetroffenheit bilden unterschiedliche Lebenssituationen, Altersklassen, Haltungen und Erkrankungsstadien eine Heterogenität, durch die wie bei einem gegenseitigen Lerneffekt[2] eigenes Wachstum entstehen kann. Auch hier spiegelt sich die Forschungserkenntnis zur Abhängigkeit der Vulnerabilität von der Verfügbarkeit der Ressourcen wider, die das Kohärenzgefühl beeinflussen. Dazu zählen Tumorstadium, Therapien und deren Auswirkungen, Persönlichkeitsstruktur sowie psychosoziale Unterstützungsmöglichkeiten (vgl. Schenderlein et al., 2005, S. 48).

Die Erschütterung und der Wiederaufbau der Weiblichen Identität durch Egalität
Körperliche Unversehrtheit wird gesellschaftlich als Attraktivitätsmerkmal einer Frau gesehen (vgl. Friese, 2013, S. 137 ff.). Ausgefallene Haare als Folge einer Chemotherapie bilden optisch ein Pendant zu diesem Körperbildanspruch. Dass die Einbußen dieser optischen Merkmale Normalitäts- und Attraktivitätsminderung sowie den Verlust ihrer Weiblichkeit mit sich bringen, bestätigt sich auch in den Ergebnissen. Die „Sexualisierung der Umwelt" kann dabei Minderwertigkeitsgefühle, „als Frau" nicht auszureichen, zusätzlich verstärken (vgl. Stefan Zettl, 2012, S. 105–109). Kreativität[3] in Form eines Schminkkurses kann sich dabei positiv auf das Gefühl vom „Frau sein" auswirken und die Handhabbarkeit sowie Sinnhaftigkeit intensivieren. Auch funktionelle Verluste der weiblichen Geschlechtsmerkmale können schwer belasten und die Widerstandskraft schwächen. Besonders der damit verbundene Freiheitsverlust im Ausleben einer, vor der Erkrankung, positiven und natürlichen Selbstbestimmung schwächt den Kohärenzsinn eklatant. Veränderungen des sexuellen Selbstwertes durch vulvovaginale Atrophien als Resultat der Chemo- oder Hormontherapien sowie der Verlust der Libido (vgl. Krychman/Katz, 2012, S. 5–13) erklären das Erleben, die weibliche

---

[2] Diese Erklärung spiegelt das zuvor diskutierte Modellernen durch unterschiedliche Ausprägungen von Resilienzpotentialen, auf einer theoretisch übergeordnet erklärenden Ebene, wider. Jedoch findet hier eine Detailansicht des subjektiven Sinnes der Befragten statt, die einen elementaren Aufschluss über eine Grundvoraussetzung gibt, damit der Nutzen einer Selbsthilfegruppe, unter der Diagnose Brust- und Genitalkrebs, maximal erfolgen kann. Selbsthilfegruppen können beides. Verstehbarkeit in Homogenität und Lernen durch Heterogenität. Aber der Synergieeffekt durch Heterogenität steht in einer Abhängigkeit zur Diagnose und den damit einhergehenden Spezifika hinsichtlich der postoperativen Einschränkungen der Sexualität. Die Differenzierung der einzelnen Diagnosen, welche im Speziellen verschiedene Bedarfe durch die medizinischen Behandlungen mit sich bringen, steigert den Benefit durch maximales Verständnis einer Selbsthilfegruppenteilnahme, über die Todesangst und allgemeine Verletzung der Intimsphäre, hinaus.

[3] Hierdurch findet Resilienzförderung statt (vgl. Leuthner, 2011, S. 21 f.).

Identität verloren zu haben. Diese ist nämlich eng an die Sinnhaftigkeit geknüpft. So kann der Blick in den Spiegel zu einer unüberwindbaren Hürde werden, da die Identifikation mit dem veränderten Selbstbild nicht gelingt. Auch der Verlust der Möglichkeit einer biologischen Mutterschaft, welche als Sinn des Lebens gewünscht wird, kann einen Identitätsverlust bewirken.

Das Spezifikum der Befragtengruppe ist die Intimität. Dabei kann Offenheit bezüglich Sexualität in der Selbsthilfegruppe zwar ein großer Nutzen sein, jedoch spricht Tabuisierung, ein hohes Durchschnittsalter und eine geringe Restlebenszeit dem entgegen. Diese Einschätzungen entsprechen den Darstellungen der Diagnosen in Abschnitt 3.5.1. Dabei kann der Austausch ein realistischeres Bild von Weiblichkeit geben, Körperbildproblemen entgegenwirken und die dadurch Sinnhaftigkeit stärken.

Hinsichtlich der Körperbildprobleme kann es zu Scham kommen, sich nackt vor seinem/r PartnerIn zu zeigen. Dass Scham und Angst die Handhabbarkeit hemmen und für sexuelle Befangenheit sorgen, spiegelt auch die theoretische Erkenntnis aus Abschnitt 3.5.3 wider (Frauenselbsthilfe nach Krebs Bundesverband e. V., 2015, S. 25). Auch Ängste, in der Partnerschaft „als Frau" nicht mehr zu genügen, finden sich in der Literatur wieder und werden durch Kommunikationsprobleme erschwert (vgl. Dorn/Wollenschein, 2007, S. 72 f.). Diese Entwicklung führt zu verstärkten psychischen Folge- und somit zu Beziehungsproblemen (vgl. Denlinger et al., 2014, S. 184–192) durch Minderwertigkeitskomplexe, da der Selbstwert geschwächt wird (vgl. Krychman/Katz, 2012, S. 5–13). Wichtig ist dabei, dass der/die PartnerIn Rücksicht nimmt hinsichtlich der Frage, in welchem Maße die Partnerin noch sexuell aktiv sein kann und will (vgl. Zimmermann/Heinrichs, 2008, S. 104–111). Dadurch kann eine Partnerschaft mit der Krise wachsen, sich anpassen und der Frau, die in ihrer weiblichen Identität schwer erschüttert wurde, vergegenwärtigen, dass sie trotz aller Verluste nichts an Wert und Feminität verloren hat. Dieser positive Einfluss auf die Sinnhaftigkeit bezüglich der weiblichen Identität kann auch die Sexualität positiv beeinflussen. Daraus leitet sich ein potentieller Bedarf an Angehörigengruppen für PartnerInnen zur Stärkung der Handhabbarkeit und Verstehbarkeit ab.

Die Bedeutung von medizinischer Versorgung für das Kohärenzgefühl
Eine für die interviewten Frauen besonders bedeutungsvolle Rolle ist die der ÄrztInnen. Diese Personengruppe steht als RepräsentantInnen für die Sicherung ihres Überlebens und hat damit eine fundamentale Verantwortung inne. Dass die quälende Todesangst vor dem Eingriff hohen Distress auslöst (vgl. Krebs, 2019, S. 293), geht nicht nur aus den Erzählungen der Frauen hervor, sondern auch aus der Literatur. Dabei ist vor allem ein sensibler Umgang und

die in Abschnitt 3.5.2 erwähnte ganzheitliche Wahrnehmung der Patientin maßgeblich, während des komplizierten Überganges zur körperlichen Versehrtheit
(vgl. von Spielvogel, 2018, S. 20 f.). Findet eine intransparente Aufklärung[4]
statt, wirkt sich dies gravierend negativ auf den Kohärenzsinn aus. Die daraus
entstandene seelische Belastung zeichnet sich in der Literatur durch verminderte Lebensqualität sowie Reue bezüglich des Behandlungsentscheids aus (vgl.
Gilts/Cohen/Pettaway/Parker, 2013, S. 3337–3343) und deckt sich mit den
Ergebnissen, dass die mangelhafte medizinische Versorgung schwerer als die
eigentliche Krebsdiagnose wiegt. Die Verstehbarkeit durch eine realistische
Aufklärung beeinflusst die Handhabbarkeit sowie Sinnhaftigkeit und kann das
Resilienzerleben stark beeinflussen.

Beschränkungen der Forschung und Empfehlungen für weiterführende Forschung
Die Wirkung der Umgangsart von ÄrztInnen[5] auf das Resilienzerleben der Befragten wurde in dieser Arbeit miterfasst, allerdings war es nicht das Ziel dieser
qualitativen Arbeit repräsentativ zu forschen. Demnach wäre eine Anschlussforschung, welche das spezifische Behandlungserleben dieser PatientInnen quantitativ erhebt, aufschlussreich für den Bedarf an Optimierung auf Makroebene.
Die benannten Äußerungen zum Erleben von Übergriffigkeit durch männliche
Ärzte, eine entwürdigende Wortwahl und die Assoziationen mit sexueller Gewalt
fallen unter dieses Vorhaben. Konkludierend würden diese Aspekte unter dem
Begriff der Würde Berücksichtigung finden. Eine weitere denkbare Anschlussforschung könnte sich qualitativ der Frage widmen, wie an Brust- und Genitalkrebs
erkrankte Frauen im höheren Alter ihre Sexualität erleben. In einem Vorgespräch
äußerte eine Dame im Alter von 70 Jahren, deren Brust amputiert wurde, dass
männliche Ärzte bei Frauen sofort alles entfernen würden und bei männlichen
Patienten damit zurückhaltender wären. Dieses Körperteil ist nicht überlebensnotwendig, aber es ist allen Ausführungen dieser Arbeit nach von zentraler Relevanz,
wenn es um das Leben nach dem Überleben geht (siehe Abschnitt 3.5.2). Diese
Forschungsvorhaben könnten im Rahmen der Sexualforschung und dem Doing
Gender Analyseansatz mit Blick auf (gesellschaftliche) Machtverhältnisse hinsichtlich der Rolle der Frau im Gesundheitssystem unter der interdisziplinären
Versorgungsforschung im Gesundheitswesen aufgegriffen werden.

---

[4] Auf die Relevanz der Offenheit im Ansprechen der Sexualität seitens des medizinischen
Fachpersonales wird im Anhang als Implikationen für die Praxis näher eingegangen (siehe
Anhang 4).

[5] Auch wenn jede Befragte negative Erfahrungen in dieser Hinsicht gesammelt hat, sollen die
Lesenden beachten, dass dies nicht als Vorverurteilung ÄrztInnen gegenüber missverstanden
werden darf.

Nutzen für die Soziale Arbeit
Wie in der Einleitung beschrieben war es das Ziel, im Sinne der Transdisziplinarität potentielle Synergieeffekte zu ermitteln, um die Versorgung[6] an Brust- und Genitalkrebs erkrankten Frauen möglichst nah am Bedarf zu orientieren. Diesbezüglich kann der reziproke Nutzen von Selbsthilfegruppen und der medizinischen Versorgung auf operativer Ebene durch die Anbindung an die Klinik stattfinden, in der auch die ärztliche Behandlung erfolgt. Ein nahtloser Übergang, eine multiperspektivische Versorgung und der Zugang zum Resilienz stärkenden Nutzen einer Selbsthilfegruppe wären somit gesichert. Denn je stärker das Resilienzerleben ist, desto geringer sind psychische Folgeschäden, die aus einer mangelhaft empfundenen Versorgung resultieren können (vgl. Denlinger et al., 2014, S. 184–192). Da vor allem der Verlust der Alltagsnormalität und Handhabbarkeit durch die Pandemie sowie aufgrund von großen örtlichen Distanzen bei seltenen Diagnosen wie dem Vulva- oder Vaginalkrebs von Interviewten betont wird, wäre der Versuch denkbar, Online Selbsthilfegruppentreffen (vgl. NAKOS, 2020) mit Selbsthilfe-Kontaktstellen speziell zum Thema „weibliche Identität und Sexualität" zu gründen. Zusätzlich würde auch die Hemmschwelle der Intimität durch Anonymität abgemildert werden. Dass digitale Selbsthilfegruppen eine seriöse und vertrauensvolle Plattform sein können, äußerte eine Interviewte (siehe Anhang 12b, BI3, K13). So könnte aus den Begrenzungen eine neue Qualität wachsen, welche den Bedarf dieser Betroffenengruppe treffsicher durch ein Maximum an Schnittmenge deckt.

Übergreifende Reflexion und Aussagekraft dieser Studie
Der diskutierte Einfluss einer Operation auf die weibliche Identität zeigt retrospektiv wie essentiell diese Voraussetzung im Sampling für den Erkenntnisgewinn ist. Auch das gelungene Bestreben, jede Diagnose unter Brust- und Genitalkrebs abzubilden, war rückblickend äußerst relevant, da eine Kernerkenntnis dieser Studie die Abhängigkeit des Nutzens einer Selbsthilfegruppe von der Diagnose ist. In Abschnitt 3.5.1.2 stellte sich der Forschenden die Frage, wie tiefgehend Diagnosen hinsichtlich dieser triple-disziplinären Ebene erläutert werden müssen. In der Darstellung und Diskussion wurde deutlich, wie aufschlussreich die typische Altersstruktur, die Häufigkeit des Auftretens und die Aggressivität beziehungsweise die Heilungschancen sind, denn diese bestimmen die spezifischen Gesprächsbedarfe. Somit kann das Ausmaß an theoretischer Bezugnahme zu den medizinischen Diagnosen als adäquat bewertet werden.

---

[6] Weitere Implikationen für die Praxis psychosozial arbeitender Fachkräfte befinden sich im Anhang (4).

Warum die Frauen sehr gut in die Narration gefunden haben, wird nachfolgend erläutert. Dass ein hochgradig sensibles und intimes Thema aufgegriffen wird, geht nicht nur aus Kapitel 3 hervor, sondern liegt auch in der Natur der Sache. Frauen zu finden, die die Bereitschaft haben, an einem intensiven biographischen Interview teilzunehmen und dabei auch die aggressiven, seltenen und besonders intimen Diagnosen Vulva- und Vaginalkarzinom zu inkludieren, war rückblickend ambitioniert. Die im Sampling erwähnte Bereitschaft zur Konfrontation mit dem Lebensereignis durch die Freiwilligkeit der Selbsthilfegruppenteilnahme und der Teilnahme am Interview hat sich insofern bestätigt, als dass bundesweit etwa 50 Frauen das aktive Interesse an einer Teilnahme geäußert haben. Auch dieser Aspekt spiegelt die Adäquatheit des Samplings wider. Die Befragten leben über die gesamte Bundesrepublik verteilt. Aus diesem Grund und pandemiebedingt fanden Telefoninterviews statt, da das Angebot eines Online-Interviews als unpassend abgewiesen wurde. So entstand ein geschützter Raum mit ausreichender Anonymität, durch welche die Hemmschwelle sich emotional „nackt" zu zeigen, sank. Gleichzeitig wurde der außerordentlichen Vulnerabilität durch ein längeres Vorgespräch (ca. eine Stunde), ein kürzeres (10–20 Minuten) direkt vor dem Interview und ein anschließendes Nachgespräche (20–40 Minuten) Rechnung getragen. Die Länge der Gespräche richtete sich nach dem Bedarf der Frauen und überschritt die geplante deutlich (siehe Abschnitt 5.3). Bevor der Bereich der weiblichen Identität im Interview angesprochen wurde, erfolgte zusätzlich erneut der Hinweis, dass jede Befragte nur das erzählen solle, wozu sie frei von Druck bereit ist. Es wurde von fast jeder Befragten unaufgefordert zurückgemeldet, dass dieses freie Revuepassierenlassen und die tabufreie Offenheit, die durch die Interviewten wahrgenommen wurde, für Erleichterung gesorgt hätten.

Bei der Kontaktaufnahme mit den im Sampling dargestellten MultiplikatorInnen fiel auf, dass die absolute Mehrheit sehr unterstützend agiert hat und die Relevanz, den Bedarf sowie das Interesse hinsichtlich des Forschungsvorhabens äußerten. Auch die Anfrage zur Veröffentlichung der Ergebnisse über einen Verlag für medizinische Fachzeitschriften weist auf die Brisanz der Thematik hin.

Insgesamt war der Aufwand für die Forschende enorm hoch und übertraf deren Einschätzung deutlich. Eine große Herausforderung stellte die Absicht dar, einen äußerst intimen, vulnerablen und traumatischen Forschungsgegenstand aus der Adressatinnenperspektive heraus, zu erheben. Diesbezüglich war die Entstehung von Nähe und Vertrauen in einem angemessenen Rahmen nötig. Zusätzlich ist der Forschungsgegenstand an drei Disziplinen gebunden. Dieser transdisziplinären Sicht als alleinige Sozialarbeiterin gerecht zu werden, unter der Prämisse den eigenen Kompetenzrahmen hinsichtlich psychologischer und medizinischer Inhalte nicht zu überschreiten, gestaltete sich komplex. Dies schlug sich auch in der Methodikkombination des biographischen und problemzentrierten Interviews nieder. Das sehr dichte Material wurde dabei insgesamt äußerst offen erforscht, um den subjektiven Sinn der Interviewaussagen in den Mittelpunkt zu stellen. Dabei hat die Wahl des Salutogenesemodells als heuristische Brille sowohl den angestrebten Nutzen sowie eine Positionierung zur Dynamik bezüglich der Resilienz ermöglicht. Um die induktiv ausgewerteten Kategorien plausibel zu strukturieren wurde ein Konstrukt zur Ergebnisdarstellung entwickelt. Dabei wurde sich zusätzlich an einem sprachlichen Bild orientiert, welches aus den Erzählungen der Befragten hervor ging. Um allen Ansprüchen sowie der höchsten Prämisse, einen maximal pietätvollen Umgang zu finden, gerecht zu werden, zieht sich ein roter Faden unter dem Aspekt der Vulnerabilität durch die Gesamtheit dieser Arbeit. Auch emotional war es eine Herausforderung neben der Berufstätigkeit, die enorme Menge und Schwere an Vor- und Nachgesprächen sowie Interviews zu tragen. Die Forschende ist durch die Berufstätigkeit als Sozialarbeiterin erprobt im Umgang mit Traumata. Die Haltung, dass jedes Schicksal berühren darf, wird dabei als authentischer und angemessen empathischer Umgang den Befragten gegenüber bewertet. Jedoch muss sich die Betroffenheit in einem erträglichen und professionellen Ausmaß bewegen. Die Möglichkeit einer Supervision wird deshalb, bei einer längerfristigen Konfrontation mit dieser Thematik als relevant angesehen.

Bei der Interviewführung hat die erzählgenerierende Frage die Narration erfolgreich eingeleitet. Darüber hinaus konnte der Interviewleitfaden berücksichtigt werden, ohne das Gespräch dadurch zu stark lenken zu müssen. Die Interviewende achtete darauf, nur durch Bestätigungslaute im Telefonat Nähe zu halten, um ohne Blickkontakt rückzumelden, dass die Befragten gehört und verstanden werden. Stellten die Interviewten die Frage, ob ihre Antwort richtig sei, meldete die Interviewende zurück, dass alles richtig ist, was spontan in den Sinn kommt. Hierdurch wurde Druck genommen. Wenn Aussagen durch Emotionen hektisch und chaotisch waren, wurde das Verstandene möglichst wortgenau zusammengefasst und die Rückfrage gestellt, ob das Verständnis korrekt sei. Außerdem wurde darauf geachtet, keine Suggestivfragen zu stellen.

Ein weiterführendes Forschungsprojekt könnte Bohnsacks Ansatz zum kollektiven Wissen nutzen (siehe Abschnitt 5.2). Dieses zeigt sich durch die Verwendung ähnlicher Begriffe gemäß ähnlicher Erfahrungen. Unter diesem Aspekt könnten Äußerungen zur Assoziation mit sexueller Gewalt und dem damit verbundenen Identitätsverlust sowie der gruppeninterne Galgenhumor (siehe Anhang 11, BI4) gesehen und im Konkreten das Unterlegenheitsgefühl der Patientin dem Arzt gegenüber aufgegriffen werden. Die dokumentarische Methode könnte somit im Rahmen des Forschungsbedarfs zum Aspekt der Würde im

Arzt-Patientinnen-Kontext von Nutzen sein und ist rückblickend hinsichtlich des Forschungsgegenstandes äußerst anschlussfähig.

Die Ergebnisse dieser Studie können als valide und reliabel beurteilt werden. Zur Validität zählen die semantische sowie korrelative Gültigkeit, die Konstruktvalidität und die kommunikative Validität (vgl. Mayring, 2015, S. 123 f.). Gesichert wurden diese durch die Erstellung eines Kodierleitfadens inklusive Ankerbeispielen, die Einordnung in den aktuellen sowie internationalen Forschungsstand, die umfassende Literaturrecherche und den Einsatz von Interviews anstatt Fragebögen. Ob die Ergebnisse reliabel sind, wird sowohl an der Durchführung ihrer Erhebung als auch ihrer Auswertung festgestellt (ebd.). Cornelia Helfferich benennt für Ersteres das Gütekriterium der Reflexivität, das den Einfluss des Kontexts deutlich machen soll (vgl., 2010, S. 154 ff.). Damit der reflektierte Umgang mit Subjektivität deutlich wird, da Objektivität nicht das Ziel qualitativer Forschung ist, wurde in Kapitel 5 ausführlich auf die Offenheit des Erhebungsinstruments eingegangen. Die intersubjektive Nachvollziehbarkeit wurde durch fachliche und methodische Reflexionsgespräche mit der betreuenden Professorin gesichert. Da die vorliegende Forschungsarbeit als Einzelarbeit absolviert wurde, konnte die Intercodereliabilität nicht durch das Vier-Augen-Prinzip gesichert werden. Stattdessen konnte durch mehrere Überarbeitungsschleifen reflexive Kontrolle zur Überprüfung der Ergebnisse über die Methode ausgeübt werden (ebd.). Genauso durchliefen die Transkripte eine doppelte Korrekturschleife (siehe Abschnitt 5.3). Hinsichtlich der Auswertung benennt Philipp Mayring insbesondere die Kriterien Stabilität, Exaktheit und Reproduzierbarkeit (vgl., 2015, S. 127 f.). Diese wurden in Kapitel 5 durch die detaillierte Beschreibung jeden Analyse- bzw. Interpretationsschritts realisiert, sodass das Setting der Erhebung nachstellbar und die Auswertung auf Fehler überprüfbar sind (Gütekriterium 1. spezifische und nachvollziehbare Verfahrensdokumentation, siehe Kapitel 4). Die argumentative Interpretationsabsicherung wurde gewährleistet, indem die Auswertung der Interviewtranskripte regelgeleitet durch die qualitative Inhaltsanalyse erfolgte und Beispiele aus den Interviews in Diskussion und Fazit eingebracht wurden (Gütekriterium 2.). Gütekriterium 3., ein systematisches Vorgehen in allen Prozessschritten, konnte durch das konsequente Umsetzen der in Kapitel 5 erläuterten Methodik realisiert werden. Die Nähe zum Forschungsgegenstand, Gütekriterium 4., hätte durch eine Befragung im Nebenraum des Selbsthilfegruppentreffens optimiert werden können, da dies das Setting ist indem der erfragte Einfluss entsteht. Dies war aufgrund der Distanz und Pandemie nicht umsetzbar.

Die Annahme, dass sich der Synergieeffekt durch Gleichbetroffenheit in einer Selbsthilfegruppe positiv auf den Kohärenzsinn und das Resilienzerleben auswirkt, (siehe Kapitel 3 und 4) hat sich im Rahmen der Studie bestätigt. Wie sich das Erleben der Befragten hinsichtlich der Forschungsfrage und dieser Annahme genau gestaltet, konnte beantwortet werden. Entscheidend ist das Verstandenwerden von Menschen, die versuchen, demselben Schicksal standzuhalten. Dabei kann voneinander gelernt und sich gegenseitig Kraft gegeben werden. Bedeutsam ist das erleichternde Erlebnis, über den belastendsten Aspekt zu sprechen, bei dem Trauma und ungewollter Verlust der eigenen Weiblichkeit zusammenkommen.

Fazit und Ausblick

Ziel der vorliegenden Studie war es, den Einfluss auf das Resilienzerleben von an Brust- und Genitalkrebs erkrankten Frauen durch die Teilnahme an einer Selbsthilfegruppe zu rekonstruieren. Die Diagnosen der Frauen tangieren zwangsläufig die Bereiche Intimität und Sexualität. Im Fokus stand deshalb die Frage, inwiefern das Erleben der weiblichen Identität berührt wird.

Aus diesem Grund wurde zur Beantwortung der Forschungsfrage eine empirisch-qualitative Querschnittstudie durchgeführt. In dieser wurde die Salutogenese als heuristischer Perspektivrahmen genutzt, um Nutzen und Grenzen einer Selbsthilfegruppenteilnahme für das Resilienzerleben zu erfassen. Die Erhebung des subjektiven Sinns aus der Adressatinnenperspektive erfolgte aus einer transdisziplinären Sichtweise. Um diesen Ansprüchen gerecht zu werden, wurde zur Erhebung eine Methodenkombination aus einem problemzentrierten Interview mit biographischen Elementen angewandt und nach dem Prinzip der Offenheit mittels qualitativer Inhaltsanalyse induktiv ausgewertet. Die Komplexität des Forschungsgegenstandes hat sich somit in der Methodik niedergeschlagen und die Vulnerabilität der Thematik fand im gesamten Forschungsprozess Berücksichtigung.

Die Untersuchungsergebnisse haben gezeigt, dass die Verstehbarkeit in der eigenen Krise durch den Austausch mit Gleichbetroffenen gestärkt werden kann. Dabei fungiert die Selbsthilfegruppe als Informationsplattform, auf der sich Expertinnen in eigener Sache treffen und ihre Betroffenenkompetenz synergetisch teilen können. Darüber hinaus war eine zentrale Forschungserkenntnis, dass die Schnittmenge von behandlungsbedingten Einschränkungen hochgradig ausschlaggebend für das Verständnis untereinander ist. Demnach wird der Benefit einer allgemeine Genitalkrebsselbsthilfegruppe als unzureichend beurteilt. Weiterführend braucht eine intime Thematik einen intimen Rahmen, dementsprechend

A.-F. Sayin, *Der Einfluss auf das Resilienzerleben durch die Teilnahme an einer Selbsthilfegruppe*, https://doi.org/10.1007/978-3-658-36934-7_8

ist eine überschaubare Teilnehmerinnenanzahl relevant. Ist diese Gleichbetroffenheit gegeben, können eine Heterogenität im Verarbeitungsstadium und dem
Resilienzpotential durch unterschiedliche Erfahrungswerte zu Modellernen und
Selbsterkenntnis führen. Mit Blick auf die Ergebnisse der vorliegenden Untersuchung lassen sich die folgenden Aussagen treffen. Gehört, gesehen und ernst
genommen werden in individuellem Schmerz und Leid wirkt sich stärkend auf
den Kohärenzsinn und die Resilienz aus. Auch die sachliche, tabufreie Informationsweitergabe von Behandlungsoptionen, Hilfsmitteln und Zuschussansprüchen
in der Selbsthilfegruppe bieten eine enorme Orientierung und stärken die Handhabbarkeit der betroffenen Frauen. Kann das private Umfeld dieses Verstehen
und Wissen nicht aufbringen oder ist die emotionale Belastung für Angehörige
zu groß, gewinnt die Selbsthilfegruppe zusätzlich an Bedeutung zur Stärkung der
Resilienz.

Die medizinische Versorgung, primär die ärztliche Behandlung, ist für an
Brust- und Genitalkrebs erkrankte Frauen von zentraler Bedeutung. Dabei ist
nicht nur der Eindruck maximaler Fachkompetenz von Relevanz, sondern auch
eine empathische und würdevolle Umgangsart. Beide Aspekte wirken sich gravierend auf den Kohärenzsinn und das Resilienzpotential aus. Dies zeigt diese
qualitative Forschung ebenso wie die Feststellung, dass die Behandlung durch
männliche Ärzte in dieser intimen Thematik teilweise als übergriffig und entwürdigend empfunden wird. Besonders stark wirkt sich dieses Erleben vor allem
negativ auf die Sinnhaftigkeit aus.

Die Untersuchungsergebnisse zeigen, dass der Verlust der weiblichen Identität durch optische und funktionelle Einbußen im Zuge der Behandlungen von
den Betroffenen als zentral problematisch und Resilienz schwächend beurteilt
wird. Neben diesen Verlusten werden medizinische Behandlungsmaßnahmen mit
sexueller Gewalt assoziiert. Die Intimität dieser Diagnosen isoliert Betroffene
zusätzlich, da nicht nur die Krebserkrankung hinsichtlich der Todesangst eine
Barriere zu nicht Betroffenen darstellt. Diese Hemmschwelle unter Gleichbetroffenen zu durchbrechen und einen tabufreien sowie offenen Austausch zu erleben,
stärkt den Kohärenzsinn auf allen Ebenen.

Alle Befragten beschreiben einen fundamentalen Kontrollverlust durch die
Diagnose und dadurch einen Fall ins Bodenlose. Eine Selbsthilfegruppe kann
dabei Orientierung durch den Aufbau der Verstehbarkeit bieten. Durch den positiven Einfluss auf den Kohärenzsinn kann sich in dieser Krise das Resilienzerleben
neu oder stärker formieren. Der Synergieeffekt durch Betroffenenkompetenz kann
außerdem ein Zugewinn an Wissen bedeuten, welches die Handhabbarkeit durch
Selbstbehauptung positiv beeinflusst. Auch die Sinnhaftigkeit kann durch eine

positive Zukunftsperspektive bestärkt werden. Die Untersuchungsergebnisse weisen im Vergleich zu allgemeinen Wirkprinzip einer Selbsthilfegruppe auf, dass
der Benefit dieser spezifischen Betroffenengruppe ist, frei über den durch Verluste, Trauma und Intimität bestimmten Aspekt der weiblichen Identität sprechen
zu können.

Hinsichtlich der Erkenntnis, dass die operationsbedingten körperlichen Verluste, welche Einschränkungen in der Sexualität mit sich bringen, besonders
belastend und Resilienz schwächend sind, rückt die Bedeutung einer transparen-
ten Aufklärung durch ÄrztInnen vor der Operation stark in den Mittelpunkt. Die
Gefahr von psychischen Folgeschäden bei an Brust- und Genitalkrebs Erkrankten ist hoch und wurde bereits in Kapitel 3 verdeutlicht. Die Unwissenheit
um die Folgen kann sich jedoch noch schwächender auswirken als die Krebsdiagnose selbst. Die ärztliche Aufklärung und die Funktion fachkompetent/er
AnsprechpartnerInnen für Patientinnen auch nach der Operation ist äußerst relevant. Dahingehend wird die lückenlose Anbindung einer Selbsthilfegruppe an
die Klinik, in der die Behandlung stattfindet, als unterstützend im Integrati-
onsprozess des neuen körperlichen Zustands angesehen. Eine möglichst frühe
Versorgung vulnerabler Patientinnen wird auch in der Theorie empfohlen, somit
ist ein niedrigschwelliges Unterstützungssystem vorteilhaft. Der hier behandelte Forschungsgegenstand ist zwangsläufig von mehreren Disziplinen betroffen
und kann nur optimal versorgt werden, wenn er im Sinne einer holistischen
Betrachtungsweise auch transdisziplinär aufgegriffen wird. Selbsthilfegruppen
sind in diesem Kontext kein professionelles Unterstützungsangebot, doch soll dies
ihren Nutzen nicht degradieren, sondern angemessen limitieren. Die Qualität der
Betroffenenkompetenz und die Enttabuisierung können das Resilienzerleben stark
positiv beeinflussen. Weiterführend kann die Selbsthilfegruppe als Katalysator
dienen, medizinische und psychosoziale Behandlungsoptionen selbstbestimm-
ter und dadurch effektiver zu nutzen. Besonders hinsichtlich des Verlustes der
weiblichen Identität kann der resilienzstärkende Einfluss einer Selbsthilfegruppenteilnahme psychische Folgeschäden abmildern. Durch den gesundheitlichen
Nutzen von Selbsthilfegruppen sind diese in Deutschland fest im Gesundheitssystem verankert. Im Sinne der interdisziplinären Versorgungsforschung könnte
das stärkere Vernetzen unter den Disziplinen den spezifischen Bedarf dieser
Betroffenengruppe vom Verlust weiblicher Identität Rechnung tragen, zu einer
nahtlosen Versorgung führen und dem gesundheitsförderlichen Nutzen einer
Selbsthilfegruppe als kostenschonende und effektive Ressource dienen. Denn
das aktive Ergreifen der Initiative durch Professionelle ist der Bedarf, den diese
Betroffenengruppe äußert, da sie selbst zu gehemmt ist.

Die Relevanz dieser Forschungsarbeit für die Praxis der Soziale Arbeit, besonders für Selbsthilfe-Unterstützungsstellen, zeigt den Bedarf an diagnosespezifischen Selbsthilfegruppen auf. Dabei sind die Diagnosen Vulva- und Vaginalkarzinom aufgrund ihres selteneren Auftretens und dem stärksten Einfluss auf die Sexualität besonders relevant. Organisatorisch angebundene Selbsthilfegruppen könnten diesbezüglich durch Selbsthilfe-Kontaktstellen Mitarbeiterinnen informative Beiträge zur weiblichen Identität, Sexualität und Partnerschaft nutzen, um selbstständig in einen Austausch zu kommen und die erste Hemmschwelle zu überwinden. Der Aufbau von digitalen Selbsthilfegruppen vereint dabei die Einschränkungen der Pandemie, die schützende Anonymität und die überregionale Vernetzung bei seltenen Diagnosen. Auch das Offerieren, über Sexualität zu sprechen, ist in psychoonkologisch beratenden Kontexten relevant.

Anschließende Forschung könnte sich mit dem Begriff der Würde im Umgang mit an Brust- und Genitalkrebs erkrankten Frauen innerhalb der Sexualforschung auseinandersetzen und dabei den Fokus vor allem auf die Behandlungssituation mit männlichen Ärzten legen. In diesem Zusammenhang könnte auch untersucht werden, wie Frauen, die von den beschriebenen Diagnosen betroffenen sind, im höheren Alter ihre Sexualität wahrnehmen.

Wenn eine an Brust- oder Genitalkrebs erkrankte Frau mit ihrem Tod konfrontiert ist und das Überleben den Verlust der Selbstverständlichkeit der eigenen Sexualität bedeutet, findet eine fundamentale Erschütterung auf zwei Ebenen statt. Nach dem Überleben folgt ein Leben, welches mit körperlicher Versehrtheit, dem (zumindest temporären) Verlust der weiblichen Identität und Trauma einhergeht. Diese lebensgeschichtliche Erfahrung kann den Kohärenzsinn durch Kontrollverlust schwächen und das Resilienzerleben negativ beeinflussen. Umso wichtiger ist es für Betroffene, Ressourcen zur Stärkung der Widerstandskraft zu akquirieren, um dieser Krise als Souveränin des eigenen Lebens zu begegnen. Die Beantwortung der Forschungsfrage der vorliegenden Untersuchung zeigt, dass der Austausch in maximaler Gleichbetroffenheit dabei helfen kann und stellt den multiperspektivischen Nutzen einer Selbsthilfegruppe für diese Betroffenengruppe in einen positiven Fokus.

Literaturverzeichnis

Aglaja, Przyborski/Wohlrab-Sahr, Monika (2014): Qualitative Sozialforschung. Ein Arbeitsbuch. 4., erweiterte Auflage. München: Oldenbourg Verlag

Aigner, Karl et al. (2016): Krebs der weiblichen Geschlechtsorgane. In: *Aigner, Karl/Stephens, Frederick* (Hg.): Onkologie Basiswissen. Berlin, Heidelberg: Springer Verlag. S. 85–95

Akremi, Leila (2019): Stichprobenziehung in der qualitativen Sozialforschung. In: *Baur, Nina/Blasius, Jörg* (Hg.): Handbuch Methoden der empirischen Sozialforschung. Wiesbaden: Springer VS. S. 313–331

Antonovsky, Aaron (1979): Health, stress and coping: New perspectives on mental and physical well-being. San Francisco: Jossey-Bass

Antonovsky, Aaron (1989): Die Salutogenetische Perspektive: Zu einer neuen Sicht von Gesundheit und Krankheit. Meducs. (2)

Antonovsky, Aaron (1991): Meine Odyssee als Stressforscher. In: *Anonymous* (Hg.): Jahrbuch für Kritische Medizin. Hamburg: Argument Verlag

Antonovsky, Aaron (1993a): Gesundheitsforschung versus Krankheitsforschung. In: *Franke, Alexa/Broda, Michael* (Hg.): Psychosomatische Gesundheit. Versuch einer Abkehr vom Pathogenese-Konzept. Tübingen: dgvt. S. 173–190

Antonovsky, Aaron (1993b): The structure and properties of the sense of coherence scale. Social Science & Medicine (37)

Antonovsky, Aaron (1997): Salutogenese. Zur Entmystifizierung der Gesundheit. (Deutsche erweiterte Ausgabe von Alexa Franke.) Tübingen: dgvt

Bengel, Jürgen/Strittmatter, Regine/Willmann, Hildegard (2001): Was erhält Menschen gesund? Anonovskys Modell der Salutogenese – Diskussionsstand und Stellenwert. Köln: BZgA

Bengel, Jürgen/Barth, Jürgen/Härter, Martin (2007): Körperlich Kranke. In: *Strauß, Bernhard/Hohagen, Fritz/Caspar, Franz* (Hg.): Lehrbuch Psychotherapie, Teilband 2., Göttingen: Hogrefe. S. 837–859

Bengel, Jürgen/Lyssenko, Lisa (2012): Resilienz und psychologische Schutzfaktoren im Erwachsenenalter – Stand der Forschung zu psychologischen Schutzfaktoren von Gesundheit im Erwachsenenalter. Köln: BZgA

Berger-Grabner, Doris (2016): Wissenschaftliches Arbeiten in den Wirtschafts- und Sozialwissenschaften. Hilfreiche Tipps und praktische Beispiele. Wiesbaden: Springer Gabler Verlag

Blättner, Beate (2007): Das Modell der Salutogenese. Eine Leitorientierung für die berufliche Praxis. Konzepte der Gesundheitsförderung: Prävention und Gesundheitsförderung. Volumen 2

Block, Jeanne/Block, Jack (2006): Venturing a 30-year longitudinal study. American Psychologist. (61)

Bogner, Alexander/Littig, Beate/Menz, Wolfgang (2014): Interviews mit Experten. Eine praxisorientierte Einführung. Wiesbaden: Springer VS

Bohnsack, Ralf (1998): Rekonstruktive Sozialforschung und der Grundbegriff des Orientierungsmusters. In: *Siefkes, Dirk/Eulenhöfer, Peter/Stach, Heike/Städtler, Klaus* (Hg.): Sozialgeschichte der Informatik – Kulturelle Praktiken und Orientierungen. Wiesbaden: Springer Fachmedien. S. 105–121

Bohnsack, Ralf (2008): Rekonstruktive Sozialforschung: Einführung in qualitative Methoden. Stuttgart, Opladen: Budrich Verlag

Bohnsack, Ralf (2014): Rekonstruktive Sozialforschung: Einführung in qualitative Methoden. Stuttgart, Opladen: UTB, Verlag Barbara Budrich

Bohnsack, Ralf, et al. (2013): Die dokumentarische Methode und ihre Forschungspraxis. Wiesbaden: Springer Fachmedien

Bonanno, George/Diminich, Erica (2013): Annual Research Review: positive adjustment to adversity–trajectories of minimal–impact resilience and emergent resilience. Journal of Child Psychology and Psychiatry. (54)

Borgetto, Bernhard (2004): Selbsthilfe und Gesundheit – Analysen, Forschungsergebnisse und Perspektiven. Bern, Göttingen, Toronto, Seattle: Huber Verlag

Borgetto, Bernhard (2007): Wirkungen und Nutzen von Selbsthilfegruppen. In: *Public Health Forum.* Volumen 15 (2). S. 6–8

Borgetto, Bernhard/Klein, Martina (2007): Entwicklung und Verbreitung von gesundheitsbezogenen Selbsthilfegruppen und -organisationen in Deutschland. In: *Borgetto, Bernhard/Klein, Martina* (Hg.): Rehabilitation und Selbsthilfe. Berlin: Bundesministerium für Gesundheit. S. 19–57

Brechtel, Annette (2012): Veränderung von Partnerschaft und Sexualität nach Krebstherapie. FORUM – Das offizielle Magazin der Deutschen Krebsgesellschaft e. V. (2, 27)

Buttner, Peter et. al (2020): Diagnostik in den Arbeitsfeldern der Sozialen Arbeit – Handbuch Soziale Diagnostik. Band 2. Freiburg: Lambertus Verlag

Cao, Weidan et al. (2018): Modeling posttraumatic growth among cancer patients: Theroles of social support, appraisals, and adaptive coping. Wiley, Psycho-Oncology

Cramer, Holger et al. (2015): Hypnosis in Breast Cancer Care: A Systematic Review of Randomized Controlled Trials. Integrative Cancer Therapies. 14 (1)

Denlinger, Crystal et al. (2014). National compressensive cancer network. Survivorship: sexual dysfunction (female). Journal of the National Comprehensive Cancer Network: JNCCN. 12 (2)

Deutsche Krebshilfe (2017): Krebs der Gebärmutter und Eierstöcke. Die blauen Ratgeber. (3)

Dian, Darius/Friese, Klaus (2008). Onkoplastische Operationen beim Mammakarzinom. Gynäkologe (41). Heidelberg: Springer Medizin Verlag

Diekmann, Andreas (2012): Empirische Sozialforschung. Grundlagen, Methoden, Anwendungen. Reinbek: Rowohlt Verlag. 6. Auflage

Dooley, Larissa et al. (2016): Strength through adversity: Moderate lifetime stress exposure is associated with psychological resilience in breast cancer survivors. Stress and Health. Wiley. (33)

Döring, Nicola/Botz, Jürgen (2016): Forschungsmethoden und Evaluation in den Sozial- und Humanwissenschaften. Berlin, Heidelberg: Springer-Verlag. 5. Auflage

Dorn, Almut/Wollenschein, Melanie/Rohde, Anke (2007). Psychoonkologische Therapie bei Brustkrebs. Mit Manual zur Bonner Semistrukturierten Kurzzeitpsychotherapie (BSKP-ONK). Köln: Deutscher Ärzteverlag

Dudle, Simone/Häusermann, Sara (2017): Let's talk about ... Sexualität bei Krebs. Heilberufe/ Das Pflegemagazin. 69 (10)

Duijts, Saskia et al. (2012): Efficacy of cognitive behavioral therapy and physical exercise in alleviating treatment-induced menopausal symptoms in patients with breast cancer: results of a randomized, controlled, multicenter trial. Journal of Clinical Oncology. 30 (33)

Färber, Francesca/Rodeck, Jens/Rosendahl, Jenny (2018): Resilienz und psychische Gesundheit bei gynäkologischen Erkrankungen. CME MGO Fachverlage. Gyne (4)

Färber, Francesca/Rosendahl, Jenny (2018): The association between resilience and mental health in the somatically ill – a systematic review and meta-analysis. Deutsches Ärzteblatt International. (115)

Fors, Egil et al. (2011): Psychosocial interventions as part of breast cancer rehabilitation programs? Results from a systematic review. Psychooncology. 20 (9)

Friese, Nina (2013). Körperbilder in gegenwärtigen Modernisierungsprozessen – Konstruktionsprozesse von Geschlechtsidentität. In: *Bütow, Birgit, Kahl, Ramona, Stach, Anna* (Hg.): Körper • Geschlecht • Affekt. Selbstinszenierungen und Bildungsprozesse in jugendlichen Sozialräumen. Wiesbaden: Springer VS. S. 137–156

Galaal, Khadra et al. (2011): Interventions for reducing anxiety in women undergoing colposcopy. Cochrane Database of Systematic Reviews. 12. Art.No.: CD006013

Gawlytta, Romina/Rosendahl, Jenny (2015): Was ist Resilienz und wie kann sie gemessen werden?. Public Health Forum, Forschung – Lehre – Praxis. 23. Ausgabe

Glantz, Miachel, J. et al. (2009). Gender disparity in the rate of partner abandonment in patients with serious medical illness. Cancer. 115 (22)

Glaser, Barney/Strauss, Anselm (1967): The discovery of grounded theory. Chicago: Aldine

Gläser, Jochen/Laudel, Grit (2010): Experteninterviews und qualitative Inhaltsanalyse. 4. Auflage. Wiesbaden: VS Verlag für Sozialwissenschaften, Springer Fachmedien

Hanjalic-Beck, Aida, et al. (2012): Sexualität der Frau nach onkologischer Therapie. Forum 27

Harding, Mariaan (2014): Incidence of distress and associated factors in women undergoing breast diagnostic evaluation. Western Journal of Nursing Research. 36 (4)

Helfferich, Cornelia (2011): Die Qualität qualitativer Daten. Manual für die Durchführung qualitativer Interviews. 4. Auflage. Wiesbaden: Springer

Herrman, Helen et al. (2011): What is resilience?. The Canadian Journal of Psychiatry. (56)

Hu, Tianqiang et al. (2015): A meta-analysis of the trait resilience and mental health. Personality and Individual Differences, 76.

Jäger, Kerstin (2012). Sexualität und Krebs – Umgang mit Veränderungen in der Partnerschaft. In: Beratung Aktuell. Zeitschrift für Theorie und Praxis in der Beratung. Jahrgang 13/ Heft 4

Kalisch, Raffaell et al. (2017): The resilience framework as a strategy to combat stress-related disorders. Nature Human Behaviour. 1 (11)

Kamen, Charles et al. (2017*)*: Minority stress, psychosocial resources, and psychological distress among sexual minority breast cancer survivors. Health Psychology, 36 (6)

Kaufmann, Manfred/Ernst, Brigitte (2000). CAWAC – Umfrage in Deutschland: Was Frauen mit Krebs erfahren, empfinden, wissen und vermissen. In: Deutsches Ärzteblatt. 97

Keup, Kerstin (2008): Resilienzentwicklung durch Selbsthilfe. Wirtschaftlicher Nutzen für das Gesundheitssystem. Hamburg: Diplomica Verlag.

Kleemann, Frank/Frähnke, Uwe/Matuschek, Ingo (2013): Interpretative Sozialforschung. Eine Einführung in die Praxis des Interpretierens. Wiesbaden: VS Verlag für Sozialwissenschaften, Springer Fachmedien

Kofahl, Christopher/Schulz-Nieswandt, Frank/Dierks, Marie-Luise (Hg.): (2016): Selbsthilfe und Selbsthilfeunterstützung in Deutschland. Berlin: Lit Verlag

Koller, Hans-Christoph (2017): Grundbegriffe, Theorien und Methoden der Erziehungswissenschaft: Eine Einführung. Stuttgart: Kohlhammer Kenntnis und Können

Bentler, Annette/König, Eckhard (2013): Konzepte und Arbeitsschritte im qualitativen Forschungsprozess. In: *Friebertshäuser, Barbara et al.* (2013): Konzepte und Arbeitsschritte im qualitativen Forschungsprozess. In: *Friebertshäuser, Barbara/Langer, Antje/Prengel, Annedore* (Hg.): Handbuch qualitative Forschungsmethoden in der Erziehungswissenschaft. 4. Auflage. Weinheim und Basel: Juventa. S. 173–180

König, Joachim (2016): Praxisforschung in zwölf Arbeitsschritten: Handlungswissen im Überblick. In: *König, Joachim* (Hg.): Praxisforschung in der Sozialen Arbeit. Stuttgart: W. Kohlhammer Verlag

Krebs, Jessica, et al. (2019): Resilienz, Progredienzangst und psychische Belastungen bei Patientinnen mit Brustkrebs und gynäkologichen Tumoren, die eine ärztliche Zweitmeinung einholen. Psychother Psych Med. (69)

Kruse, Jan (2015): Qualitative Interviewforschung. Ein integrativer Ansatz. Weinheim: Beltz Juventa

Kruse, Jan et al. (2014): Qualitative Interviewforschung Ein integrativer Ansatz Qualitative interview research. An integrative approach. Weinheim: Beltz Juventa

Krychman, Michael/Katz, Anne (2012): Breast Cancer and Sexuality: Multi-modal Treatment Options (CME). The Journal of Sexual Medicine. (9)

Leicher, Lasse/Torres-de la Roche, Luz Angela/Leon De Wilde, Rudy (2020): Brustkrebs. In: *Jandali Zaher/Jiga Lucian* (Hg.): Wiederherstellungsoperationen nach Brustkrebs. Springer, Berlin, Heidelberg

Leppert, Karena et al. (2008): Die Resilienzskala (RS) – Überprüfung der Langform RS-25 und einer Kurzform RS-13. Klinische Diagnostik und Evaluation. 1

Leppert, Karena/Richter, Felicitas/Strauß, Bernhard (2013): Wie resilient ist die Resilienz?. PiD – Psychotherapie im Dialog. (14)

Leuthner, Christiane (2011): Resilienz und Salutogenese. Abschlussarbeit für die fachspezifische Ausbildung in Existenzanalyse

Liu, Chun Li et al. (2017): Prevalence and its associated psychological variables of symptoms of depression and anxiety among ovarian cancer patients in China: a cross-sectional study. Health and Quality of Life Outcomes. (15)

Lorenz, Rüdiger (2016): Salutogenese: Grundwissen für Psychologen, Mediziner, Gesundheits- und Pflegewissenschaftler (2., durchges. Aufl.). München: Reinhardt

Ludolph, Paul (2019): Interventions to promote resilience in cancer patients. Deutsches Ärzteblatt Internatioal. (116)

Luthar, Suniye/Cicchetti, Dante (2000): The construct of resilience: implications for interventions and social policies. Development and Psychopathology. (12)

Masten, Ann/Tellegen, Auke (2012): Resilience in developmental psychopathology: contributions of the Project Competence Longitudinal Study. Development and Psychopathology. (24)

Mayring, Philipp (2015): Qualitative Inhaltsanalyse. Grundlagen und Techniken. 12. Auflage. Weinheim und Basel: Beltz

Mayring, Philipp (2016): Einführung in die qualitative Sozialforschung. 6. Auflage. Weinheim und Basel: Beltz

Mayring, Phillipp (2002): Einführung in die Qualitative Sozialforschung. 5. Auflage. Weinheim und Basel: Beltz

Merkens, Hans (1997): Stichproben bei qualitativen Studien. In: *Friebertshäuser, Barbara/Prengel, Annedore* (Hg.): Handbuch Qualitative Forschungsmethoden in der Erziehungswissenschaft. Weinheim, München: Juventa

Meyer, Ilan (2003): Prejudice, social stress, and mental health in lesbian, gay and bisexual populations: conceptual issues and research evidence. Psychological Bulletin. 129 (5)

Mittelmark, Maurice/Bauer, Georg (2017): The Handbook of Salutogenesis: The Meanings of Salutogenesis. Cham: Springer

Moser, Heinz (2014): Instrumentenkoffer für die Praxisforschung. Eine Einführung. Freiburg: Lambertus-Verlag. 6. Auflage

Noack, Sonja (2014): Salutogenese – Gesundheitsförderung für alle: Kann die körperliche Fitness von Kindern und Jugendlichen nachhaltig verbessert werden? Hamburg: Diplomica-Verlag

Ong, Antony/Bergeman, Cindy/Boker, Steven (2009): Resilience comes of age: defining features in later adulthood. Journal of Personality. (77)

Pederson, Erin/Vogel, David (2007): Male gender role conflict and willingness to seek counseling: Testing a mediation model on college-aged men. Journal of Counseling Psychology. 54 (4)

Prengel, Annedore (Hg.): Handbuch qualitative Forschungsmethoden in der Erziehungswissenschaft. 4. Auflage. Weinheim und Basel: Juventa. S. 173–180

Przyborski, Aglaja/Wohlrab-Sahr, Monika (2014): Forschungsdesigns für die qualitative Sozialforschung. Heidelberg: Springer

Ratcliff, Chelsea/Cohen, Lorenzo/Pettaway, Curtis/Parker, Patricia (2013): Treatment regret and quality of life following radical prostatectomy. Support Care Cancer. (21)

Riemann, Gerhard (2003): Narratives Interview. In: *Bohnsack, Ralf* (Hg.): Hauptbegriffe qualitativer Sozialforschung: ein Wörterbuch. Opladen: Leske + Budrich. S. 120–122

Rosenbrock, Rolf (2015): Gesundheitsbezogene Selbsthilfe im deutschen Gesundheitssystem – Funktionen und Perspektiven. Gießen: DAG SHG e. V., Selbsthilfegruppenjahrbuch

Sagy, Shifra/Antonovsky, Helen (2000): The development of the sense of coherence: a retrospective study of early life experiences in the family. In J. AGING AND HUMAN DEVELOPMENT. Volumen 51

Schaffer, Hanne Isabell (2009): Empirische Sozialforschung für die soziale Arbeit. Eine Einführung. Freiburg im Breisgau: Lambertus-Verlag. 2. Auflage

Schenderlein, Karina/Ketterer, J./Rauchfuß, Martina (2005): Kohärenzgefühl und Stressempfinden/-verarbeitung bei Patientinnen mit Mammakarzinom. Zentralblatt für Gynökologie. (127, 15)

Schneidereit-Mauth, Heike (2015): Ressourcenorientierte Seelsorge: Salutogenese als Modell für seelsorgerliches Handeln. Gütersloh: Gütersloher Verlagshaus

Schnell, Martin W./Dunger, Christine (2018): Forschungsethik. Informieren – reflektieren – anwenden. 2. Auflage. Berlin: Hogrefe

Schumann, Siegfried (2018): Quantitative und qualitative empirische Forschung: Ein Diskussionsbeitrag. Wiesbaden: Springer Fachmedien

Schütze, Fritz (2021): Professionalität und Professionalisierung in pädagogischen Handlungsfeldern: Soziale Arbeit. Opladen & Toronto: Verlag Barbara Budrich

Slesina, Wolfgang/Fink, Astrid (2009). Kooperation von Ärzten und Selbsthilfegruppen. In: *Bundesgesundheitsblatt – Gesundheitsforschung – Gesundheitsschutz.* 52 (1). S. 30–39

Speck, Rebecca/Courneya, Kerry/Mâsse, Louise/Duval, Sue/Schmitz, Kathryn (2010): An update of controlled physical activity trials in cancer survivors: a systematic review and meta-analysis. Journal of Cancer Survivorship. 4 (2)

Spielvogel, Kathrin (2018): Sinnlichkeit und Krebs – Über die Schönheit und das Biest Wie in einem romantischen Film. In: Let's talk about Sex … auch in Zeiten von Trauer und Leid. Göttingen: Vandenhoeck & Ruprecht GmbH & Co. KG. Leidfaden. Heft 2. 2018

Stewart, Donna/Yuen, Tracy (2011): A systematic review of resilience in the physically ill. Psychosomatics. 52

Thiel, Wolfgang (2013): Reden, Handeln, Teilhabe – Das Soziale in der Selbsthilfe. In: *Kreling, Eva/Hill, Burkhard* (Hg.) (2013): Selbsthilfe und Soziale Arbeit. Das Feld neu vermessen. Weinheim und Basel: Beltz Juventa

Trojan, Alf/Koch-Gromus, Uwe (2019): Selbsthilfe und patientenorientierte Gesundheitsversorgung: eine Bestandsaufnahme. Bundesgesundheitsblatt. 62

Tschuschke, Volker/Karadaglis, Georgios/Evangelou, Kalliopi/Gräfin von Schweinitz, Clara/Schwickerath, Jürgen (2018): Psychische Belastungen und Patientinnenressourcen während einer primär systemischen Therapie bei Brustkrebs. Ergebnisse einer prospektiven Studie. Stuttgart: Thieme Verlag

Tugade, Michele/Fredrickson, Barbara (2004): Resilient individuals use positive emo tions to bounce back from negative emotional experiences. Journal of Personality and Social Psychology. (86)

Vishnevsky, Tanya, et al. (2010): Gender Differences in Self-Reported Posttraumatic Growth: A Meta-Analysis. Psychology of Women Quarterly. 34 (1)

Wagnild, Gail/Young, Heather (1993): Development and psychometric evaluation of the Resilience Scale. Journal of Nursing Measurement. (1)

Waugh, Christian/Thompson, Renee/Gotlib, Ian (2011): Flexible emotional responsiveness in trait resilience. Emotion. (11)

Wenzel, Lari et al. (2005): Female Cancer Survivors. Journal of the National Cancer Institute Monographs. (34)

Werner, Emmy/Johnson, Jaenette (2004): The role of caring adults in the lives of children of alcoholics. Substance Use Misuse. (39)

Zettl, Setfan (2012): Krebs und Sexualität. FORUM – Das offizielle Magazin der Deutschen Krebsgesellschaft e. V. 2. (27)

Zigmond, Tony S./Snaith, R. Phillip (1983): The hospital anxiety and depression scale. Acta Psychiatrica Scandinavica. 67 (6)

Zimmermann, Tanja/Heinrichs, Nina (2008): Seite an Seite – eine gynäkologische Krenserkrankung in der Partnerschaft gemeinsam bewältigen. Ein Ratgeber für Paare. Göttingen: Hogrefe

Zimmermann, Tanja/Heinrichs, Nina (2011): Auswirkungen einer psychoonkologischen Intervention für Paare auf die Sexualität bei einer Brustkrebserkrankung der Frau. Zeitschrift für Gesundheitspsychologie. (19)

Zimmermann, Tanja/Heinrichs, Nina/Baucom, Donald (2007): "Does One Size Fit All?". Moderators in Psychosocial Interventions for Breast Cancer Patients: A Meta-Analysis. Annals of Behavioral Medicine. 34 (3)

Zöllner, Tanja/Calhoun, Laurence/Tedeschi, Richard (2006): Trauma und persönliches Wachstum. In: *Maercker, Andreas/Rosner, Rita* (Hg.): Psychotherapie der posttraumatischen Belastungsstörungen. Krankheitsmodelle und Therapiepraxis – störungsspezifisch und schulenübergreifend. Stuttgart: Georg Thieme Verlag. S. 36–42

Internetquellenverzeichnis

Antonovsky, Aaron (1993): The structure and properties of the sense of coherence scale. (Vol. 3). Online: https://www.sciencedirect.com/science/article/abs/pii/027795369 390033Z?via%3Dihub (Zugriff: 20.03.2021)

BAG SELBSTHILFE e. V. Online: //www.bag-selbsthilfe.de/informationsportal-selbsthilfe/ was-ist-selbsthilfe/formen-und-strukturen/ (Zugriff: 21.12.2020)

Deutsches Krebsforschungszentrum (2016): Online: https://www.krebsinformationsdienst. de/service/adressen/selbsthilfe.php (Zugriff: 21.12.2020)

Dresing, Torsten/Pehl, Thorsten (2018): Praxisbuch Interview, Transkription & Analyse. Anleitung und Regelsysteme für qualitativ Forschende. 8. Auflage. Online: https://www. audiotranskription.de/download/praxisbuch_transkription.pdf?q=Praxisbuch-Transkrip tion.pdf (Zugriff: 02.03.2021)

Frauenselbsthilfe nach Krebs Bundesverband e. V. (2020): Wir entwickeln Krisenkräfte – das Resilienz-Projekt der Frauenselbsthilfe Krebs. Online: https://www.frauenselbsthilfe.de/ aktuell/aktuelles/resilienzprojekt-2020-1.html (Zugriff: 03.01.2021)

Frauenselbsthilfe nach Krebs Bundesverband e. V. (2015): Krebs und Sexualität Informationen für Betroffene und Partner. Online: https://www.frauenselbsthilfe.de/_Resources/Per sistent/e9ac0cdf823404e15c71ca9ed59b7d5fac3536a2/2017-06-FSH_Krebs+Sexualit% C3%A4t-final.pdf (Zugriff: 02.10.2021)

García-Maroto Fernández S. (2015): Ansiedad, resiliencia e inteligencia emocional percibida en mujeres con cáncer de mama. Dissertation, Universidad de Castilla-La Mancha. Online: https://ruidera.uclm.es/xmlui/bitstream/handle/10578/10072/TESIS%20Garcia-Maroto%20Fern%C3%A1ndez.pdf?sequence=1 (Zugriff: 19.01.2021)

Gesundheitsberichterstattung des Bundes (2004): Wirkungen, Funktionen und Leistungen von Selbsthilfe im Gesundheitsbereich. Online: https://www.gbe-bund.de/gbe/abrech nung.prc_abr_test_logon?p_uid=gast&p_aid=0&p_knoten=FID&p_sprache=D&p_such string=9269 (Zugriff: 25.05.2021)

Leuthner, Christiane (2011): Resilienz und Salutogenese. Abschlussarbeit für die fachspezifische Ausbildung in Existenzanalyse. Online: https://www.existenzanalyse.org/wp-con tent/uploads/Leuthner_2011_AA_437.pdf (Zugriff: 18.03.2021)

Margelisch, Katja (2016): Frau und Krebs. Vom Loslassen und Wachsen. Online: https:// boris.unibe.ch/83772/1/Vom%20Loslassen%20und%20Wachsen_090616_pdf.pdf (Zugriff: 26.12.2020)

Margelisch, Katja (2017): Krebs – kritisches Lebensereignis und / oder Auslöser für persönliches Wachstum? – Betrachtungen aus der Entwicklungspsychologie und Positiven Psychologie. Online: https://boris.unibe.ch/101555/1/Vortrag_Krebsliga_Juni21_ 2017.pdf (Zugriff: 15.01.2021)

Mosimann, Angela (2019): Stressbewältigung und Salutogenese in Selbsthilfegruppen. Eine empirisch-qualitative Untersuchung. Online: https://www.al-anon.ch/site/assets/ files/3714/stressbewaeltigungundsalutogeneseinselbsthilfegruppenangelamosimann.pdf (Zugriff: 20.03.2021)

NAKOS Nationale Kontakt- und Informationsstelle zur Anregung und Unterstützung von Selbsthilfegruppen (2020). Online: https://www.nakos.de/themen/internet/ (Zugriff: 22.12.2020)

NAKOS Nationale Kontakt- und Informationsstelle zur Anregung und Unterstützung von Selbsthilfegruppen (2020). Online: https://www.nakos.de/informationen/basiswissen/kon taktstellen/key@3415 (Zugriff: 22.12.2020)

NAKOS Nationale Kontakt- und Informationsstelle zur Anregung und Unterstützung von Selbsthilfegruppen (2020) Online: https://www.nakos.de/data/Fachpublikationen/2020/ NAKOS-STUDIEN-06-2019-Kapitel-11.pdf (Zugriff: 22.12.2020)

Witzel, Andreas (2000). The problem centered interview. Forum: Qualitative Social Research. Sozialforschung. Online: https://www.qualitative-research.net/index.php/fqs/art icle/view/1132/2521 (Zugriff: 19.03.2021)

World Health Organisation (1986): Ottawa Charter for Health Promotion: First International Conference on Health Promotion Ottawa, 21 November 1986 Online: https://www.health promotion.org.au/images/ottawa_charter_hp.pdf (Zugriff: 24.05.2021)

Printed in the United States
by Baker & Taylor Publisher Services